叩问疾病解密健康科

河南省医学会组织编写

丛书主编　刘章锁　王　伟

眼科疾病百问百答

本册主编　张凤妍　万光明

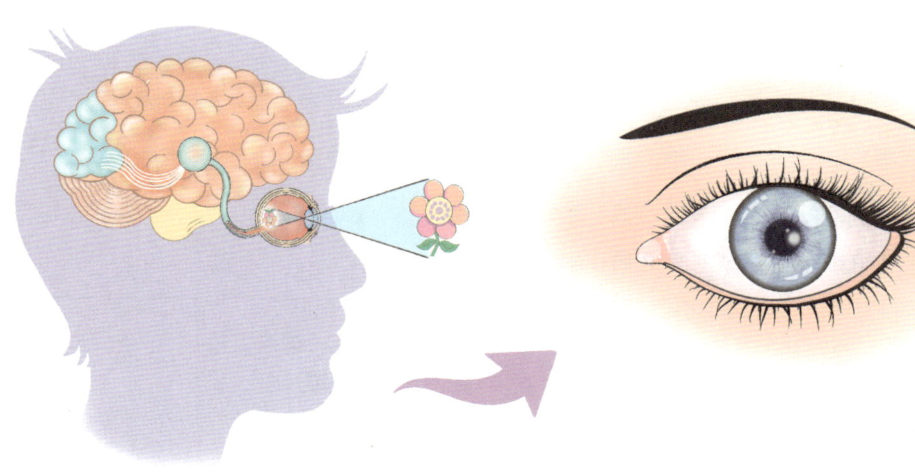

郑州大学出版社

图书在版编目（CIP）数据

眼科疾病百问百答 / 张凤妍，万光明主编. -- 郑州: 郑州大学出版社，2024.10

（叩问疾病解密健康科普丛书 / 刘章锁，王伟主编）

ISBN 978-7-5773-0200-3

Ⅰ. ①眼… Ⅱ. ①张… ②万… Ⅲ. ①眼病 – 诊疗 – 问题解答 Ⅳ. ①R771-44

中国国家版本馆 CIP 数据核字（2024）第 042849 号

眼科疾病百问百答

YANKE JIBING BAIWEN BAIDA

策划编辑	韩　晔　李龙传	装帧设计	曾耀东
责任编辑	吕笑娟	插图设计	耀　东
责任校对	刘　莉	责任监制	李瑞卿
出版发行	郑州大学出版社	地　　址	郑州市大学路 40 号 (450052)
出 版 人	卢纪富	网　　址	http:/ / www. zzup. cn
经　　销	全国新华书店	发行电话	0371-66966070
印　　刷	河南文华印务有限公司		
开　　本	710 mm × 1 010 mm　1 / 16		
印　　张	13	字　　数	188 千字
版　　次	2024 年 10 月第 1 版	印　　次	2024 年 10 月第 1 次印刷
书　　号	ISBN 978-7-5773-0200-3	定　　价	69. 00 元

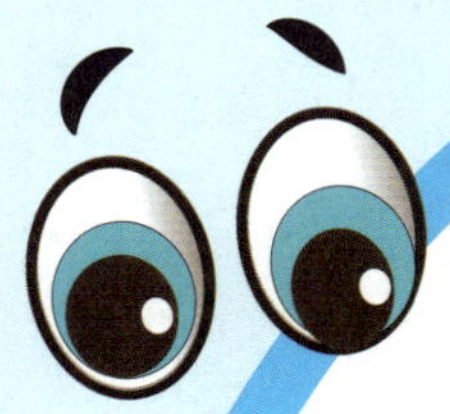

编写委员会

叩问疾病解密健康科普丛书

名誉主编 阚全程

主　　编 刘章锁　王　伟

编　　委（以姓氏笔画为序）

于建斌　王广科　刘宏建　刘章锁
孙同文　李修岭　谷元廷　宋永平
张凤妍　张守民　张国俊　张祥生
张瑞玲　陈小兵　郑鹏远　赵洛沙
秦贵军　高　丽　郭瑞霞　黄改荣
曹选平　董建增　滕军放

秘　　书 刘东伟　潘少康

办公室

主　　任 王　伟

副 主 任 崔长征　胡建平

牵头单位 河南省医学会
河南省医学会医学科学普及分会第四届委员会

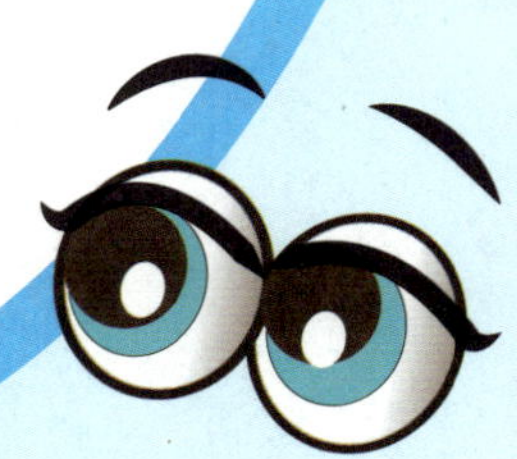

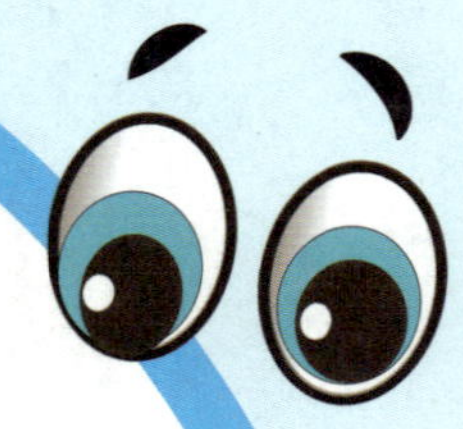

编写委员会

眼科疾病百问百答

主　编　张凤妍　万光明

副主编（以姓氏笔画为序）

刘洛如	祁　颖	李秋明	李淑珍
余　涵	宋宗明	张清生	庞辰久
郑广瑛	赵　宏	赵东卿	穆红梅

编　委（以姓氏笔画为序）

万光明	王　晴	王冬冬	王树林
王梦华	朱珂珂	任胜卫	刘　玥
刘　然	刘洛如	祁　颖	李松涛
李秋明	李彩红	李淑珍	吴媛媛
但汉东	余　涵	宋宗明	张凤妍
张清生	张鲁天	陈拥军	庞辰久
庞彦利	郑广瑛	孟　佳	赵　宏
赵东卿	黄子旭	黄雪桃	曹　嵘
董　一	谭　楠	翟耀华	穆红梅

编委会秘书　孟　佳　黄雪桃

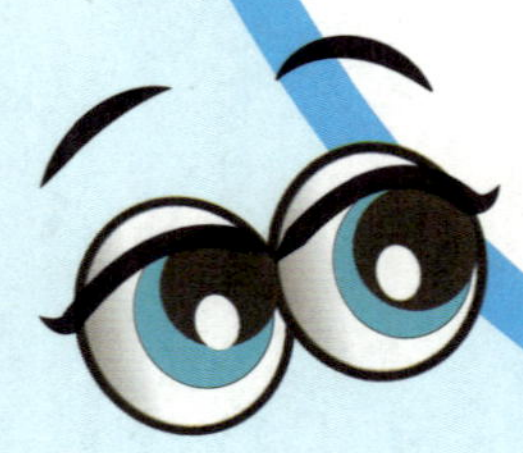

内容简介

本书为“叩问疾病解密健康科普丛书”的眼科分册，主要从眼科带有普遍性、代表性的问题出发，就人民群众实际生活中遇到的眼科方面的常见病、多发病的诊断和处理等相关内容进行讲解，具体包括眼球的结构、眼病的常见症状、眼睑及泪器病、白内障、青光眼、角结膜疾病、屈光不正及老视、斜视与弱视、糖尿病视网膜病变、玻璃体疾病、视网膜疾病、眼外伤、眼科神经疾病、其他疾病的眼部表现、眼科检查、屈光手术，以及眼科用药常识。本书由工作在眼科临床一线的全国若干专家和教授撰写，通过问答的形式，结合通俗易懂的示意插图，把专业性很强的眼科疾病防治知识呈现给普通民众，借此普及常见眼部疾病的诊疗常识，推进预防为主、早发现、早治疗的理念，增强全民的爱眼意识，促进人民群众眼健康水平的提高。

前　言

“明眸皓齿，顾盼生辉”，自古以来，人们对眼睛的钟爱使之常常被誉为“心灵之窗”。早在殷武丁时期（约公元前 1324—1266 年）的甲骨文中就有“疾目”的记载，这是我国关于眼病史料的最早文字记录。先秦古书《山海经》已载有治疗眼病的数种药物，形象阐释了古人追求光明事业的信念。

我国是世界上盲和视觉损伤患者数量最多的国家，年龄相关性眼病患病率不断增加，青少年屈光不正等问题日益突出，农村贫困人口白内障致盲的问题尚未完全解决；眼科医疗资源总量不足、质量不高、分布不均的问题依然存在，基层眼保健工作仍需加强；群众爱眼护眼的健康生活理念还需继续强化和提升。目前，适合普通老百姓阅读的系统眼科科普读物较少，大多数老百姓缺乏防治常见眼病的基本医学知识。为解决老百姓眼健康需求，我们编写了本书。

本书所撰写的内容涵盖临床常见的眼部疾病，通过问答的形式，以通俗易懂的图文解答了民众对眼科疾病的常见疑问。本书共十七单元，分别介绍了眼球的结构、眼病的常见症状、眼睑及泪器病、白内障、青光眼、角结膜疾病、屈光不正及老视、斜视与弱视、糖尿病视网膜病变、玻璃体疾病、视网膜疾病、眼外伤、眼科神经疾病、其他疾病的眼部表现、眼科检查、屈光手术，以及眼科用药常识相关内容。旨在增强全民的爱眼护眼意识，普及常见眼部疾病的诊疗常识，推进预防为主、早发现、早治疗的理念。本书信息来源真实，具有实用性和科学性。

本书的编写得到了全体编委的大力支持和通力协作。一批青年医师也参与了稿件的整理和校对，感谢祁颖、李彩红、吴媛媛、曹嵘、王梦华、董一、黄子旭、王冬冬、李松涛、陈拥军、刘玥、王树林、谭楠、孟佳等青年医师在本书的编写及审阅过程中的热情帮助。在此，向所有关心、支持本书编写工作的专家、同仁表示衷心的感谢！

限于学识和水平，书中可能存在错漏之处，恳请读者批评指正，以便我们修订、完善。

编　者

2024 年 8 月

目　录

十三 眼科神经疾病

十四 其他疾病的眼部表现

甲状腺疾病

产科相关疾病

儿科相关疾病

外科相关疾病

免疫系统疾病

十五　眼科检查 149

十六　屈光手术 155

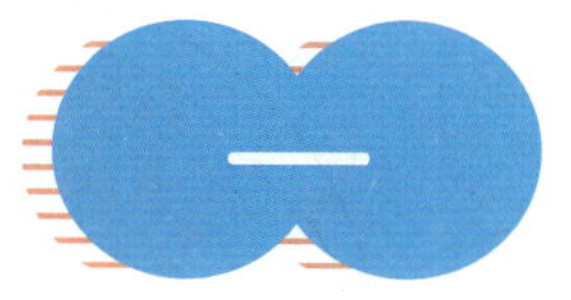

眼球的结构

什么是眼球？ 01

眼球是一个球形视觉器官，分成眼球壁和眼内容物两部分。我们可以把眼睛生动地比喻成一架照相机。眼球的角膜和晶状体相当于照相机的镜头，眼球的瞳孔相当于照相机的光圈，眼球的视网膜相当于照相机中的胶卷底片，眼球的脉络膜相当于照相机暗室的内壁。

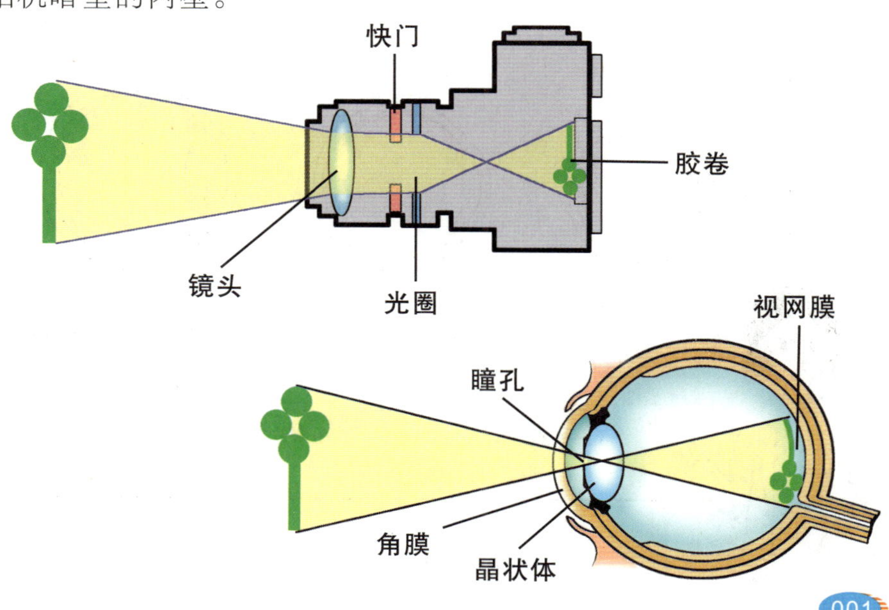

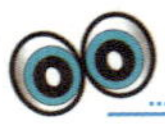

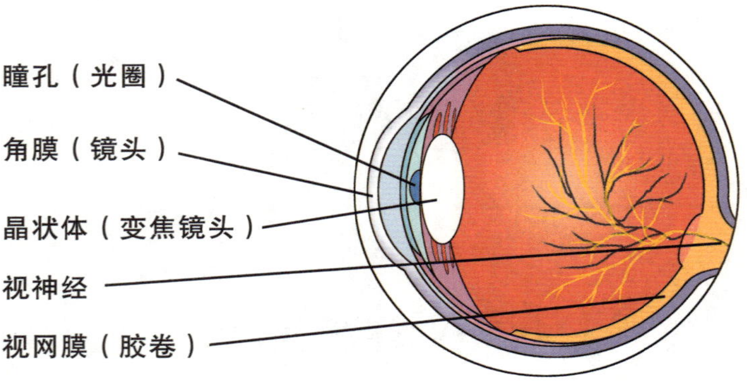

照相机结构与眼睛结构对比示意

眼球的发育同身体一样逐步进行，胎儿第 3 周，眼球开始有了雏形。出生后的眼球生长发育可分为 3 个阶段：第一阶段即从出生到 3 岁，这一阶段主要完成眼球的结构发育；第二阶段为 3～6 岁，此期基本完成视觉功能发育；此后直到 18 岁青春发育期为第三阶段，是眼结构与功能不断完善及稳定的阶段。人的视觉的发育关键时期是 1～2 岁，这时绝大多数婴幼儿眼球发育尚未成熟，一定要注意保护孩子的眼睛，一旦错过时机，则无法逆转。因此，家长必须护理好孩子的眼睛，从孩子婴儿时做起。

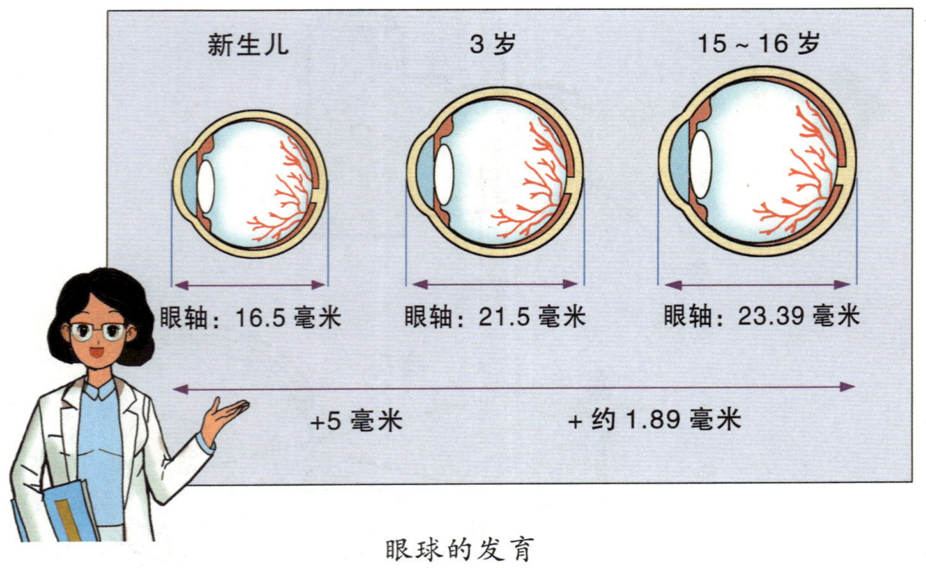

眼球的发育

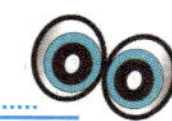

什么是眼球的屈光系统? 02

眼球的屈光系统类似于照相机，却远比最高级的照相机要复杂得多，按照物理学原理，屈光系统是通过凸透镜的折射与反射作用，完成一个屈光反应过程。外界光线主要透过角膜和晶状体、玻璃体发生屈折，其中角膜的屈光力大约为全眼球总屈光力的70%。而人眼要看清远近不同距离的事物时，则依赖于晶状体的调节能力。只有我们的屈光系统保持透明并屈光正常时，才能使视网膜接收到外界形形色色的物像，使人正常接收各种视觉信息。

眼球最外面那一层就是角膜，位于眼球前部，是屈光系统的重要组成部分，它占眼球表面积的1/6，为短曲率半径的椭圆形。角膜由于无血管，呈透明状，但具有丰富的感觉神经组织。此外，它还与巩膜组织一起对精细的眼球内容物提供特殊的保护作用。角膜位于眼球的前端，容易受到感染及外伤，因而角膜疾病较多见，也是致盲的重要原因。许多近视眼手术都是通过改变角膜的屈光状态来进行视力校正。控制近视发展的角膜塑形镜也是通过泪液与镜片之间产生的流体力学效应来改变角膜的几何形态。在睡觉时戴在角膜前部，逐步使角膜弯曲度变小、眼轴缩短，从而有效地阻止近视的发展，被誉为“睡觉就能控制和矫治近视的技术”。

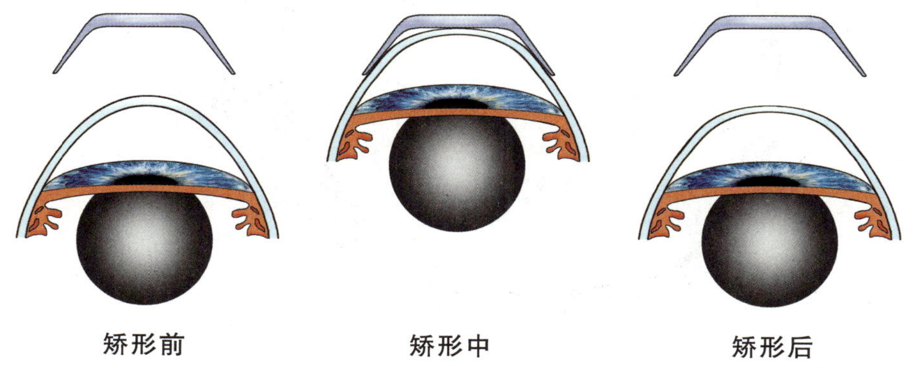

角膜塑形镜的原理示意

晶状体位于虹膜与玻璃体之间，是一种形似双凸透镜且富有弹性的透明体，也是重要的屈光器官。正常的晶状体分为前后两面，两面相连接的边缘为赤道。若把眼睛比作照相机，角膜和晶状体相当于镜头，瞳孔相当于光圈，脉络膜相当于暗箱，视网膜相当于底片。可见晶状体在眼内的位置是相当重要的。

玻璃体也是一种眼屈光介质，具有导光作用，其成分类似于透明无色的凝胶体，其形状符合所在的空腔，除了参与眼的屈光作用外，还可以支撑视网膜、维持眼压力和眼球形态、缓冲外力及抗震动，保护眼睛不受伤害。随年龄增长可以发生玻璃体混浊、液化、胶原纤维凝聚和玻璃体后脱离。常见的飞蚊症就是因为玻璃体腔内漂浮的代谢产物发生混浊，在光线照射下投影到视网膜形成阴影，其形态可以呈点、线、蜘蛛网状等。患者自觉眼前有飘动的小黑影，似小飞虫，尤其在白色或明亮的背景下更明显，有时还伴有闪光感。

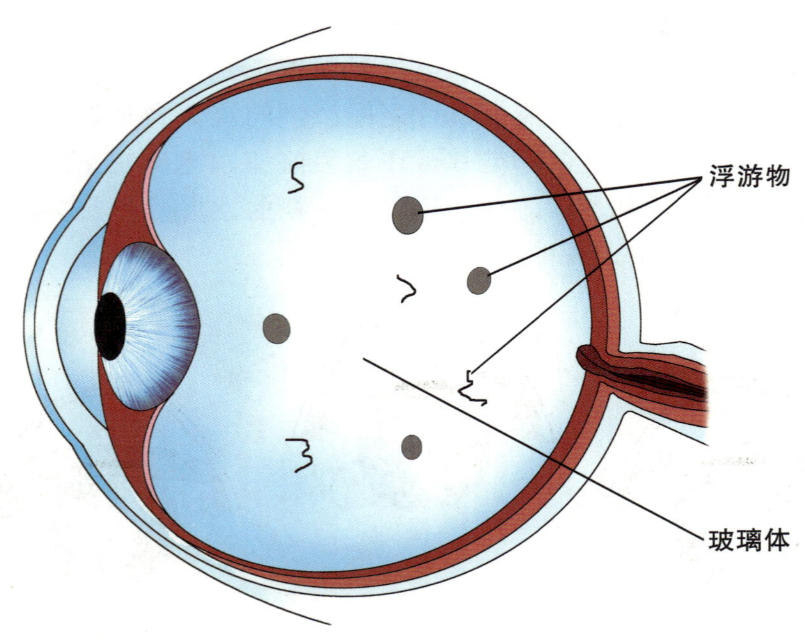

玻璃体混浊

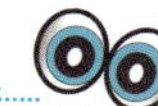

晶状体的功能有哪些？ 03

晶状体是凸透镜，是构成眼球成像系统的重要组成部分，可使外来的平行光线发生屈折，然后会聚在视网膜上，通过视神经传导至视觉中枢，使人感觉到物体的形象。如果晶状体混浊，则光线不能通过或通过时发生散射，也就不能聚焦在视网膜上，眼睛就看不清东西了。人在年轻时，既能看清远处物体，又能看清近处物体。随着年龄的增大，看近处物体便不太清晰了，这是眼的调节能力减退的缘故。眼的调节功能主要是由晶状体和睫状肌协同来完成的。当眼看远时，睫状肌松弛，晶状体悬韧带拉紧，这样晶状体被牵拉呈扁平状，屈光力减弱，远处物体发出的光线经晶状体折射后聚焦在视网膜上，形成清晰的物像。反之，当眼注视近处物体时，眼进入调节状态，睫状肌开始收缩，晶状体悬韧带随之放松，晶状体借助弹性变凸，因而屈光力加大，使近处物体发出的光线仍聚焦于视网膜上。人的眼睛就是通过晶状体和睫状肌的一张一弛来适应物像变化的要求的。

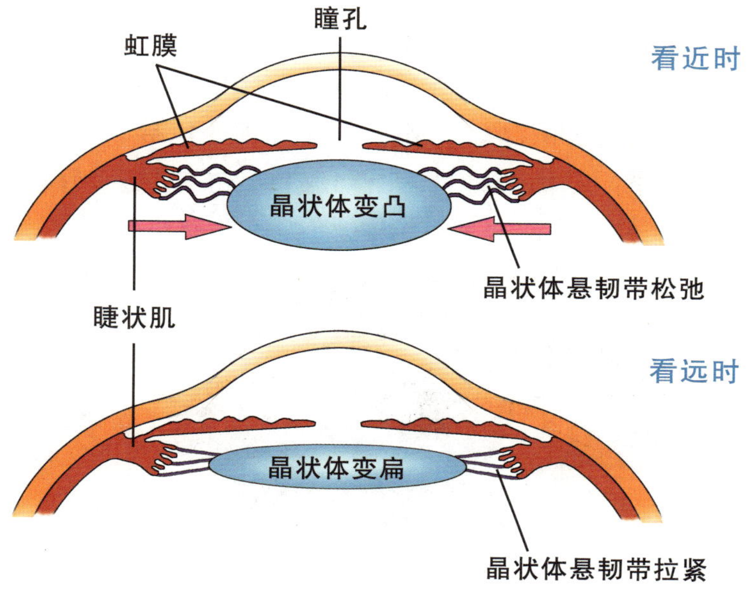

晶状体的调节功能

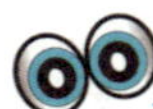

04 为什么说虹膜是一把“钥匙”？其构造和特征有哪些？

虹膜是我们能够直接观察到的眼睛的一个部位，是位于黑色瞳孔和白色巩膜之间的圆环状部分，其包含有很多相互交错的斑点、细丝、冠状条纹、隐窝等细节特征。而且虹膜在胎儿发育阶段形成后，在整个生命历程中将是保持不变的。这些特征决定了虹膜特征的唯一性，同时也决定了身份识别的唯一性。因此，可以将眼睛的虹膜特征作为每个人的身份识别对象。随着眼睛虹膜识别系统的普及，只要应用激光仪扫一扫，便可即时确认身份。人类眼睛的虹膜与指纹一样，都是独一无二的具有生物识别功能的，因此，有人把虹膜比喻为一把“钥匙”。

虹膜是眼睛构造的一部分，它属于眼球中层，位于血管膜的最前部，在晶状体前方，为一圆盘形膜，有自动调节瞳孔的大小，调节进入眼内光线多少的作用。虹膜中心有一圆形开口，称为瞳孔，瞳孔直径为 2.5～4.0 毫米。如果仍以相机来比拟，瞳孔犹如照相机中可调整大小的光圈，而虹膜则是光圈的叶片。日间光线较强烈时，虹膜会收缩，只使一小束光线穿透瞳孔，进入眼睛；当进入黑暗环境中，虹膜就会往后退缩，使瞳孔变大，让更多的光线进入眼睛。另外，不同人种、年龄、性别，虹膜内所含色素也不同，因而会呈现不同颜色，导致眼外观颜色的差异。例如，白种人虹膜色素较少，呈灰蓝色；黄种人色素较多，呈棕黄色；黑人色素最多，呈深黑色。

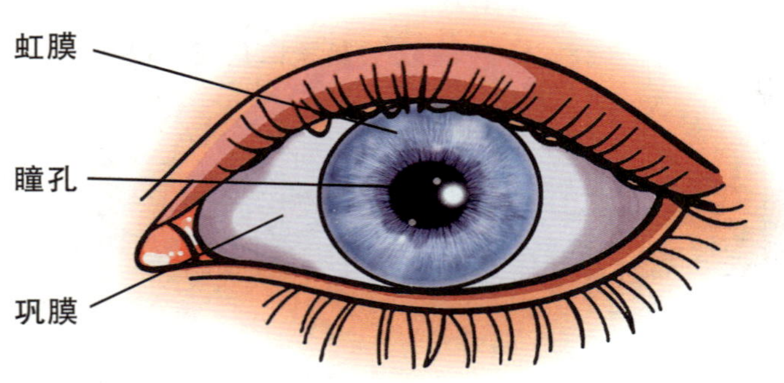

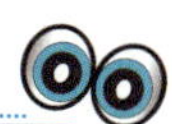

什么是眼球的“护甲”？ 05

巩膜是眼球壁的最外一层，它有一个非常重要的作用，就是维护眼球的形状。它由致密的胶原和弹力纤维构成，其结构坚韧，不透明，俗话叫白眼仁，占整个眼球的后5/6，约占总面积的30%。前面与角膜相连，后面与视神经硬膜鞘相连。巩膜表面被眼球筋膜和结膜所包裹。巩膜包括表层巩膜、巩膜实质层和棕黑板层。表层巩膜血管丰富，易形成变态反应性病灶，深层巩膜则血管及神经很少，不易患病。巩膜是有一定弹性的，巩膜失去弹性变硬，人的眼睛就容易变形，变形后导致的普遍问题是近视。因此，对青少年的近视要综合治理，不仅要有正确的读写姿势，要求一拳一尺一寸，而且要有很好的营养和充足的钙。青少年一旦缺钙，就很容易近视，因为巩膜没有韧劲了，抵挡不住眼压，所以眼轴相对比较容易增长。老年人的老花眼也一样，也是巩膜变硬使眼球变形引起的，如果从中年开始补钙，眼睛就不会花得很早。

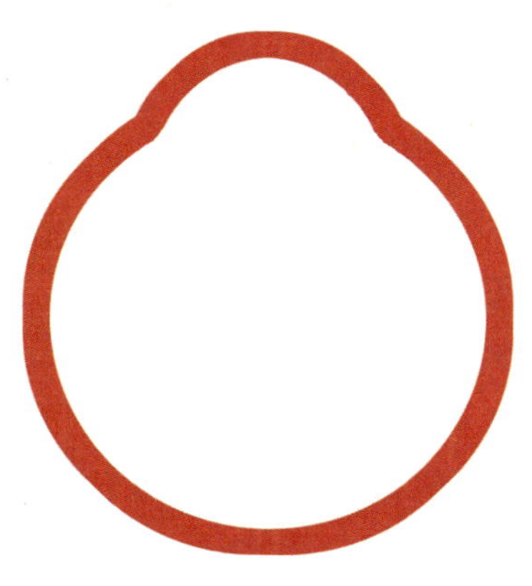

正常眼球

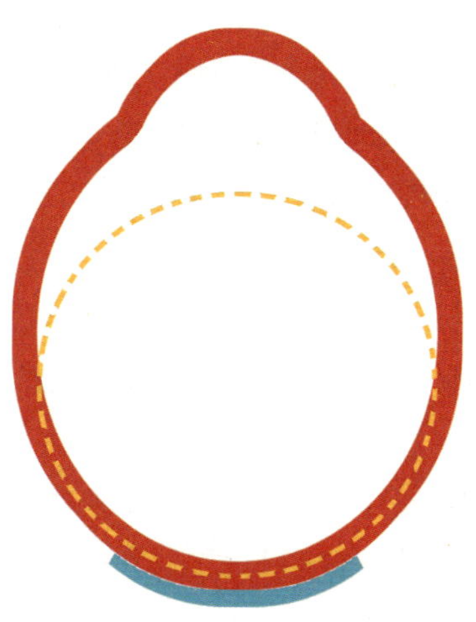

高度近视眼轴过长

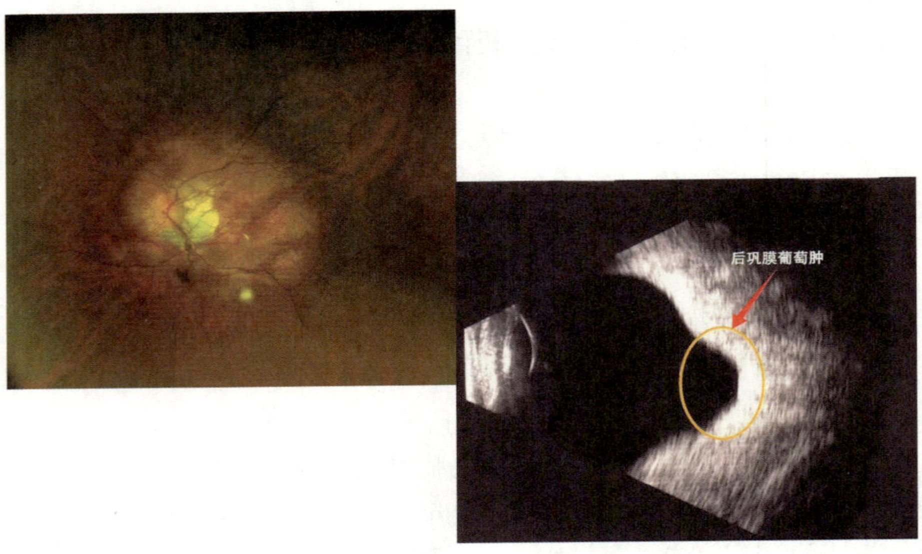

高度近视后巩膜呈葡萄样凸出

06 眼球里的“水库系统”有什么功能和特点?

在人类眼睛里，有很多无色透明的小液滴，虽然很少，但是却起着为晶状体、玻璃体、眼角膜等传送营养和平衡眼睛内外压力的重要作用，要是没有这些小液滴的话，整个眼睛都不能正常地工作。这些小液滴就是眼球里的房水，存放在两个“水库”里，我们把存放房水的“水库”称为前房和后房。房水是无色透明的液体，属于组织液的一种，充满前后房，总量很小，作用很大，它含有营养，可维持眼压力。眼的内部压力（眼压）取决于房水的量。这种充满于角膜和虹膜之间的液体，是由睫状体产生，然后通过前房角排出眼球。少部分房水被虹膜吸收。眼睛的房水系统就像一个水库系统，眼睛的引流管道就像与水库连接的排水管道，有流出通道和流入通道，二者维持眼压的稳定。一旦疾病造成房水生成增加或者流出受阻，房水的产生率与排出率平衡被打破，则会造成眼压增加，眼压升高会损害视神经，视野变小，最终导致失明。这种眼压

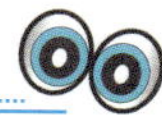

升高的眼病就是青光眼。房水还具有一定的折光功能，它与角膜、晶状体、玻璃体共同组成眼球屈光系统。

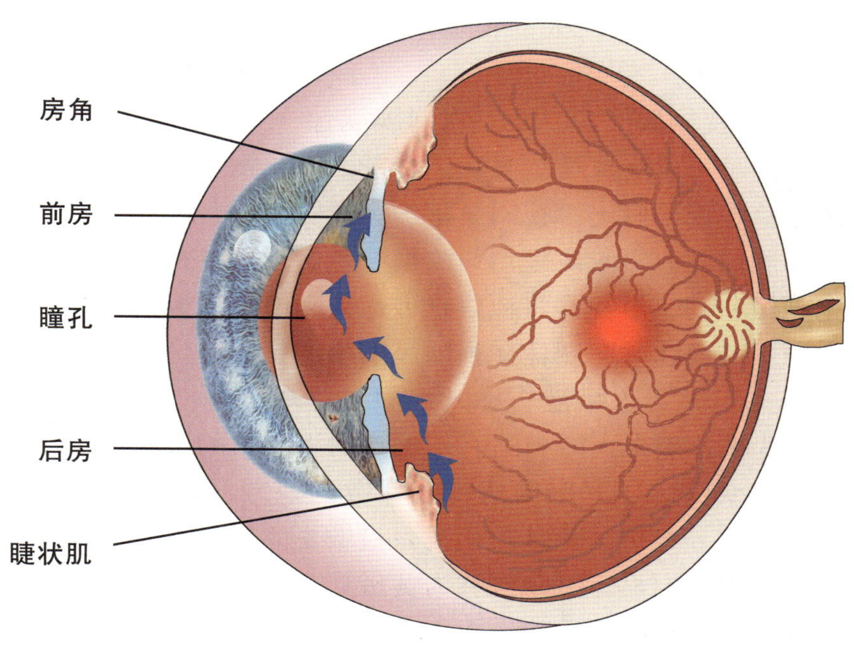

房水循环示意

眼球壁的3层膜各有什么功能？ 07

眼球壁由3层膜样结构组成，由外向内顺次为纤维膜、血管膜和视网膜。

（1）纤维膜（外层） 厚而坚韧，由致密结缔组织构成，为眼球的外壳，即上文讲到的巩膜。它有保护眼球内部组织和维持眼球形状的功能。

（2）血管膜（中层） 位于纤维膜与视网膜之间，富含血管和色素细胞，有营养眼内组织的作用，并形成暗的环境，有利于视网膜对光色的感应。血管膜由后向前分为脉络膜、睫状体和虹膜3部分。

脉络膜又称为眼球的“血库”，位于葡萄膜的最后部，在视网膜和巩膜之间，是一层富有血管的棕色薄膜，营养视网膜的外层，含有丰富血管和色素上皮细胞，起遮光作用(起作用的主要是黑色素)，同时对人的视觉系统起保护作用，对整个视觉神经有调节作用。

（3）视网膜（内层）　视网膜就像一架照相机里的感光底片，专门负责感光成像。当我们看东西时，物体的影像通过屈光系统，落在视网膜上。视网膜是一层透明薄膜，因脉络膜和色素上皮细胞的关系，眼底呈均匀的橘红色。视信息在视网膜上形成视觉神经冲动，沿视路将视信息传递到视中枢形成视觉，这样在我们的头脑中建立起图像。视网膜的中心是视神经，这个点也被称为盲点，因为这里没有感光细胞。这个点看上去是一个白色的、约3平方毫米大的椭圆。从盲点向太阳穴的方向有黄斑，其中心是中央凹，这是眼睛感光最灵敏的地方，也是我们视觉最清晰的地方。黄斑区位是我们视力最敏锐的部位，容易发生病变且影响视力较明显，常常统称为黄斑病变。黄斑病变时可出现视物变形、黑影遮挡等症状，大家想要知道自己的眼底有没有发生黄斑病变，可以通过阿姆斯勒方格表进行初步判断。视网膜又称为外周脑，从起源来说与大脑相同，是与外界有直接联系的部分。从组织上来讲，包括10层细胞，它们构成了一个复杂的细胞网络，具有初步的信息处理功能。

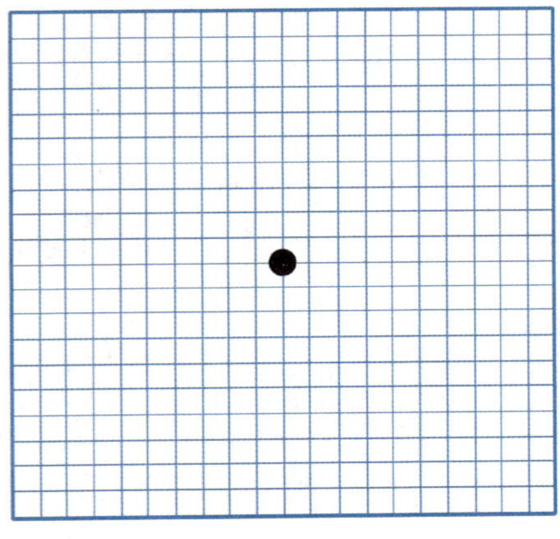

阿姆斯勒方格表

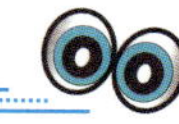

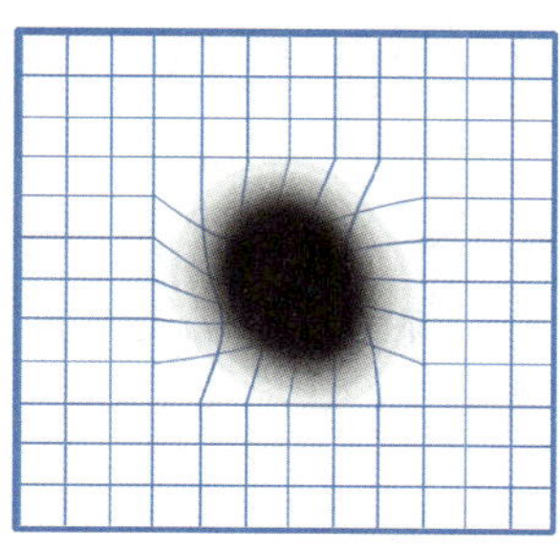

视野中心模糊不清，出现黑影、暗点

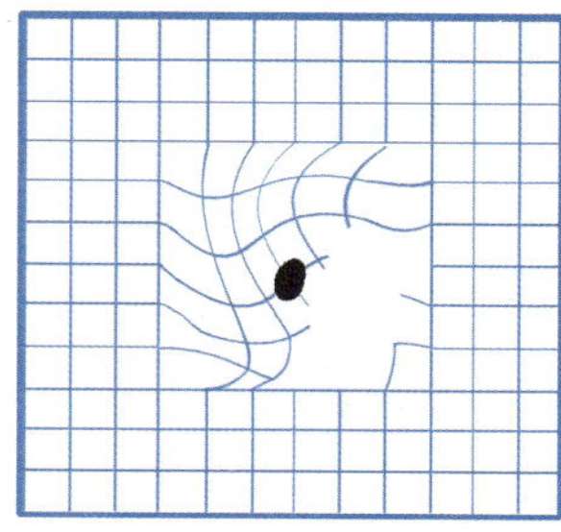

视野扭曲

视野缺损

视神经是中枢神经系统的重要组成部分，相当于电灯泡的电线，视网膜所得到的视觉信息经视神经传送到大脑。视神经外面包有3层被膜，分别与相应的3层脑膜相延续。因此，在颅内压增高时，常出现视神经盘（视神经乳头）水肿等症状。

眼附属器具体有哪些功能及特点？ 08

眼附属器包括眼睑、结膜、泪器、眼外肌和眼眶，具有保护、支持眼球和使眼球运动的作用。

（1）眼睑 眼睑为位于眼眶前部，覆盖于眼球表面的软组织。分上、下两部分，有保护眼球的作用。上、下眼睑间的裂隙称为睑裂。正常睁眼时，上睑缘可达角膜上缘下1/5。上、下眼睑相连处为眦。眼睑的组织结构由外向内分为皮肤、皮下组织、肌肉、睑板、睑结膜5层。它就像相机的镜头盖一样。一方面可以保护眼球，另一方面通过瞬目动作使泪液润滑眼球表面，并可清除结膜囊内灰尘及细菌。

（2）结膜 结膜为一层菲薄透明的黏膜，覆盖于睑板及巩膜的表面。结膜的血管来自眼睑的动脉，在受到外界、炎症刺激时，可出现不同程度和类型的结膜充血，就是我们通常说的眼睛里的红血丝。也有结膜下的小血管破裂出血后，积存于结膜下形成大片的出血。

（3）泪器 泪器包括分泌泪液的泪腺及排泄泪液的泪道两

部分。泪腺能分泌泪液，湿润眼球。泪液中含有少量溶菌酶和免疫球蛋白A，故有杀菌作用。泪道是排泄泪液的通道，由泪点、泪小管、泪囊、鼻泪管组成。正常情况下，依靠瞬目和泪小管的虹吸作用，泪液自泪点排泄至鼻腔。若某一部位发生阻塞，即可产生溢泪。二者共同配合保持眼表微环境的平衡。

（4）眼外肌　眼外肌是司眼球运动的肌肉。每只眼眼外肌有6条，即4条直肌和2条斜肌，直肌有上直肌、下直肌、内直肌和外直肌，斜肌有上斜肌和下斜肌。当某条肌肉收缩时，能使眼球向一定方向转动。眼外肌的作用主要是使眼球灵活地向各方向转动。但肌肉之间的活动是相互合作、相互协调的。如此，才能使眼球运动自如，保证双眼单视。任何一条肌肉受损，肌肉之间失去协调，即可发生眼位偏斜而出现斜视和复视，影响人的美观和生活。

（5）眼眶　眼眶为四边锥形的骨窝，其底边向前、尖朝后，质硬，包裹整个眼球及神经，内有眼球、脂肪、肌肉、神经、血管、筋膜、泪腺等。眼眶与额窦、筛窦、上颌窦、蝶窦相邻，故鼻旁窦的炎症或肿瘤可影响眶内。眶内除眼球、眼外肌、血管、神经、泪腺和筋膜外，各组织之间充满脂肪，具有软垫的作用。

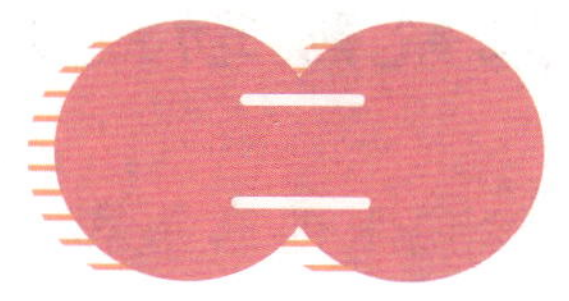

眼病的常见症状

眼睛红是不是"红眼病"？ 01

眼睛红通常是指眼白发红，和"红眼病"是两码事。由于结膜位于眼球外表面，经常暴露，极易受异物及微生物的侵袭，造成血管扩张，使眼睛发红。比如结膜炎、角膜炎、巩膜炎、虹膜睫状体炎，以及青光眼急性发作等都会引起眼红。另外，睡眠不足、过量饮酒也可引起眼红。有一种特殊的眼红是局部眼白均匀地变成鲜红色，这种多见于球结膜下出血。严格来讲，结膜下出血只是症状，而不是真正的病，外伤、揉眼，甚至剧烈咳嗽等，都会引起结膜小血管破裂。由于球结膜下组织疏松，出血后易聚集成片，看起来眼睛发红。发现眼睛红要及时就诊，针对不同病因采取不同的治疗方案。

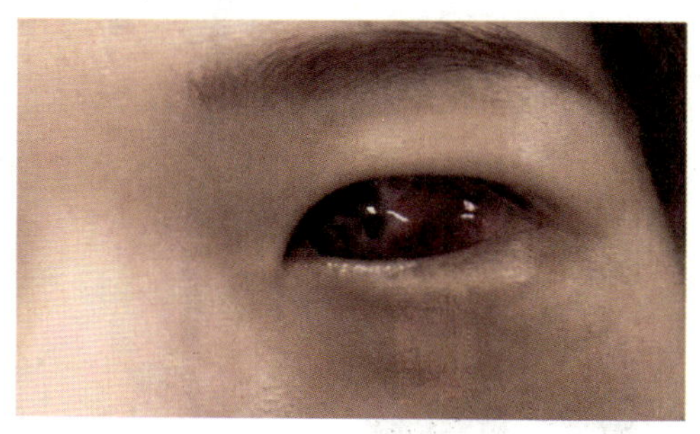

结膜下出血

02 眼前有黑影飘动是怎么回事？

经常有人到医院就诊说眼前有黑影飘动，数目不是很多，颜色也很淡，呈半透明的样子，形状、表现不一，有的像苍蝇的翅膀，有的犹如弯弯曲曲的细线，或者像是圆圈、烟尘，随着眼球的运动而飘浮，越亮的地方越明显，一般不影响视力，医生为其检查眼底也正常。这就是俗称的“飞蚊症”，该病多见于近视者及老年人。一般无须特殊治疗，定期观察即可。当然，如果眼前出现的黑影颜色很重，数目也多，出现视野遮挡或视力下降，或者伴有“红色的烟雾”及眼前闪光感，这就需要引起注意，及时到医院检查，排除葡萄膜炎、脉络膜视网膜炎、视网膜脱离、玻璃体积血、视网膜裂孔、黄斑裂孔等，查清原因对症治疗。

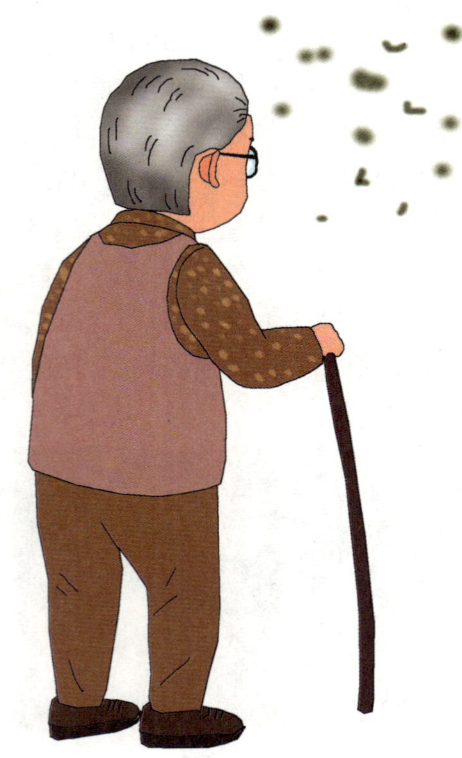

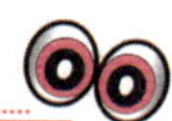

突然视物不见应警惕哪些疾病？ 03

突然视物不见，视力急剧下降，常见于眼外伤、青光眼急性发作、眼内出血、急性视神经炎、视网膜中央动脉阻塞等。出现这种情况要及时去医院就诊，确定病因并抢救视力。眼外伤常有明确的外伤史，伴随眼痛等其他症状。青光眼急性发作表现为眼红、眼胀痛、视力下降、角膜水肿、瞳孔散大、眼压高，伴有剧烈头痛、恶心、呕吐等，要尽快行降眼压治疗。急性视神经炎在视力下降的同时可伴随眼睛转动痛，可有局部或全身的感染症状。眼内出血和视网膜中央动脉阻塞所致视力下降不伴随疼痛，特别是视网膜中央动脉阻塞，治疗更要争分夺秒，因为视网膜缺血缺氧超过一定时间就会引起视功能永久不可逆损害。总之，突然出现视物不见是一个眼科急症的表现，对不同的病因要采取不同的方法，积极抢救治疗，挽救视力。

突然“眼前一黑”是怎么了？ 04

突然眼前发黑，视物不见，几秒至十几秒内自行恢复，临床上称为一过性黑蒙，造成这种现象的原因多为血管性因素。主要由颈动脉粥样硬化造成的慢性阻塞、视网膜中央动脉痉挛缺血所致，同时贫血、低血压、脑血管痉挛、高空飞行反应也可以引起一过性黑蒙，如长时间蹲坐时，突然站立，也会发生此现象。对于经常发生一过性黑蒙者，首先要寻找病因，如有无脑血管疾病、心血管疾病、高血压、糖尿病、血液病等，要到医院进行系统的身体检查，找到病因对症治疗。

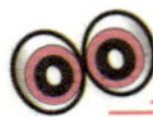

05 眼睛痒是什么原因造成的？

有些人一到春天就出现眼部奇痒，会不停地揉眼睛和眨眼。此外，还伴随异物感、畏光、流泪等情况，一些人同时还有鼻子痒、打喷嚏、耳朵痒等情况，多见于季节性变应性结膜炎，通常在春季或者春夏季节交替时出现。少数人常年眼睛发痒，变应原通常为尘螨、动物毛发、床品成分（如棉麻或羽毛）等。出现眼睛痒，切记不能揉眼，可以冷敷，并前往医院就诊，进行药物治疗。生活上注意维持室内卫生，经常通风换气。

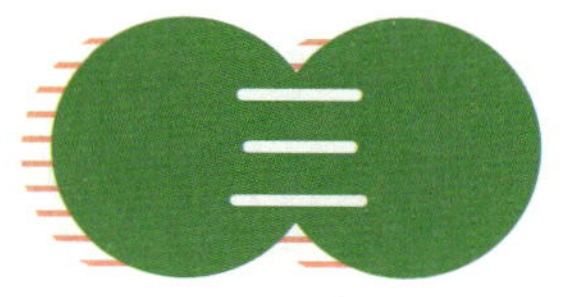

眼睑及泪器病

婴儿泪眼汪汪为哪般？ 01

孩子在出生后不久，家长发现，即使孩子在不哭的时候眼睛也总是泪汪汪的，可以是双眼，也可以是单眼，有些还会有分泌物（眼屎）。家里的老人可能会说没事的，这是孩子在长睫毛呢，不用理会。遇到这种情况，家长一定不能因为孩子小，不予以理会。其实这有可能是由泪道不通畅造成的。

医院一般可以通过冲洗泪道的方法来确诊孩子是否为先天性泪道阻塞，如果是因为泪道不通造成的，在半岁之前，可以采用局部按摩、滴抗生素滴眼液等处理方法。临床上常用的抗生素滴眼液有妥布霉素滴眼液及左氧氟沙星滴眼液等。具体按摩方法如下：如果孩子眼睛里面有眼屎，家长可以用拇指或者食指的指腹压迫内眼角，按在孩子鼻根和眼睛内眼角中央的地方，顺时针方向挤压脓液，孩子的眼角就会有一部分脓液流出来，这个时候给孩子擦干净，再滴抗生素滴眼液。还有一种方法也是在这个位置往下按压，这个按压要有一定的力度，通过按压把泪道下端的阻塞膜给冲开，每天按摩 5~7 次就可以了，每次按压6~8下，经过保守治疗，有些孩子的阻塞膜会重新开放，流泪症状消失。若效果欠佳，半岁后可考虑行泪道探通术，其实就是用泪道探针人为地将阻塞膜探通，一般一次探通有效率为75%，还有25%的孩子需要二次探通。探通术后注意要及时滴抗生素滴眼液，避免孩子感冒等。个别孩子由于阻塞的组织比较厚，或者泪道畸形，往往会出现泪道探通失败，这时就要行泪道插管术了。千万不要觉得孩子太小，怕孩子受罪，不予以治疗，错过了最佳治疗时机，会造成更大的伤害。

02 “左眼跳财，右眼跳灾”有科学依据吗？

“左眼跳财，右眼跳灾”，当我们眼皮不由自主地跳动时，自己总是这样安慰自己。这真的是要发财或要倒霉的预兆吗？其实这是一种不明原因的、不自主的眼轮匝肌痉挛和抽搐，名为眼睑痉挛，是眼科常见的疾病之一。

眼睑痉挛的原因可分为2种，一种是生理性的，另一种是病理性的。大多数的眼睑痉挛都是生理性的。往往是一过性、间歇性的，发作时间短，跳动程度弱，多半是由用眼过度、身体劳累、精神紧张，或者压力过大造成的，在得到充分的休息，放松心情后，症状会自行消失。所以如果眼皮不自主地跳动，是提醒自己可能最近太累了，要好好休息一下，全身心地放松。在当今竞争激烈的社会背景下，青年人及中年人生理性眼睑痉挛患病率较高，也是和这些原因有关系的。病理性的眼睑痉挛是眼睑持续性不停地跳，经休息或放松仍不能缓解。这种情况就比较严重，一般呈进行性发展。这种面肌痉挛引起的眼睑痉挛很难自愈，所以发展趋势是进行性加重。绝大多数是单侧的，双侧的很少。面肌痉挛患者一般最开始是眼睑痉挛，过了几个月或者1年后嘴也开始抽动，抽动到一定程度，眼睛就不能睁开了，严重者平时走路时需用手撑开眼皮看东西，嘴也歪到一边。同时，患者因视物不方便，什么事情都做不了，心理上的压力非常大，反过来会加重病情，形成恶性循环，严重影

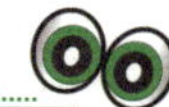

响生活质量。

因此，当我们眼皮总是不自主跳动时，应该早日就诊，及时正确地诊断，以免贻误治疗、康复时机。

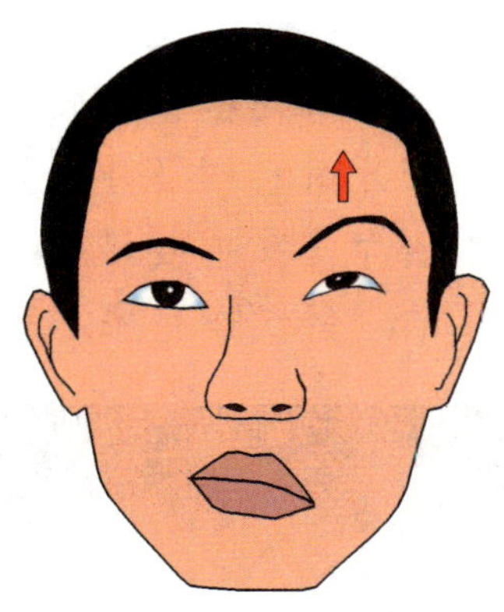

面肌痉挛

儿童“少年老成”的抬头纹需要治疗吗？ 03

我们在门诊上有时会听到家长这样的抱怨：“孩子才多大，看看这抬头纹多明显呀！这是眼病吗？需要治疗吗？”首先，我们要了解一下正常的眼睑运动。我们正常睁眼时，参与运动的肌肉是提上睑肌和米勒（Muller）肌，如果这两个肌肉由于某种原因力量不够，则不该参与此项运动的额肌会收缩帮助提升肌力，因此在睁眼的时候，会不自觉地抬眉，长久如此，则造成抬头纹明显。这就是我们眼科常见的疾病，名为上睑下垂。

上睑下垂可以分为先天性和获得性两大类，临床上还是以先天性上睑下垂更常见。先天性上睑下垂是由于提上睑肌和米勒肌功能部分或完全丧失，一眼或双眼的上睑明显低于正常位置，发病率为0.12%，可单眼或双眼发病，单眼发病率为75%。根据下垂程度不同，分为轻度、中度和重度。中、重度的上睑下垂因为上睑遮盖瞳孔后会影响儿童视觉功能的发育，造成弱视。如果不能及时改善上睑下垂，错过弱视治疗的最佳时机，会影响儿童终身的视觉质量。因此，在儿童视觉发育的关键期内（3～6岁），积极手术治疗上睑下垂后需要进行屈光矫正及弱视治疗。而对于轻度上睑下垂，在进行视力检查和散瞳验光后，若认为不影响儿童视觉发育，可待儿童长大后再进行手术调整，但同时也要考虑上睑下垂对于儿童心理及性格发育所造成的不良影响。目前上睑下垂的手术治疗方案主要是提上睑肌缩短术、提上睑肌折叠术、额肌瓣悬吊术、替代物悬吊术等。

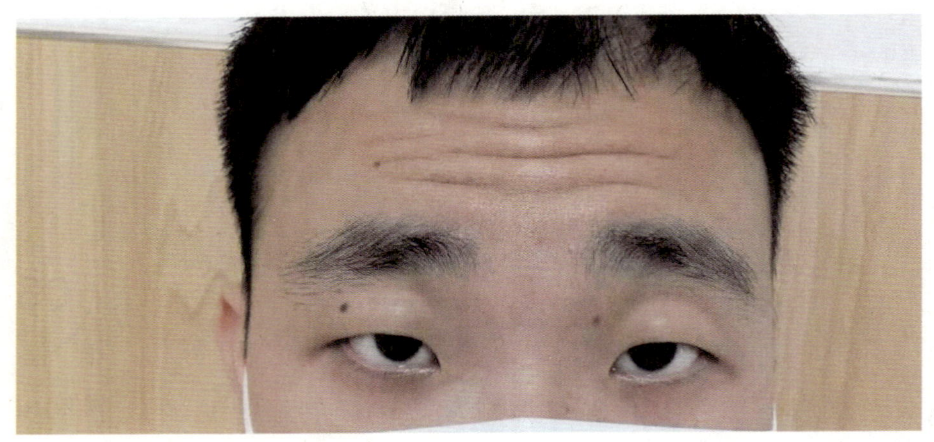

患者上睑下垂，抬头纹明显

04 小儿“斗鸡眼”都是斜视吗？

造成孩子假性内斜视的原因很多，临床上比较常见的是内眦赘皮，这也是眼科比较常见的眼睑先天异常的疾病，实际上就是眼睛鼻根部的皮肤皱襞遮盖了眼睛的内眼角，严重的可遮盖部分白眼球，这样导致从外观上看给人一种“斗鸡眼”的感觉，特别是孩子眼球向左右转动时，向鼻根部旋转的眼内斜视就显得更明显了。如果家长发现孩子有这种情况，也不要太心急，家长可以在家里为孩子做一个小检查。方法很简单：一位家长将手电筒放在离孩子眼睛约30厘米的地方，将光照在孩子两眼之间，另一位家长用手轻轻地捏起孩子鼻根部的皮肤，观察光影是否在黑眼球的中间。如果发现“斗鸡眼”消失，光影都在黑眼球的中间，基本可以判定孩子是内眦赘皮，而不是内斜视。当然，还是建议眼科医生面诊。

如果孩子有内眦赘皮，需要治疗吗？会不会影响孩子的视力呀？这也是好多家长关心的问题。内眦赘皮有先天性的，也有后天性的。先天性内眦赘皮多为双侧，一些孩子常伴有上睑下垂、小睑裂等畸形。后天性内眦赘皮大多为外伤、烧伤等导致，大多是单侧的。对于轻度内眦赘皮，随着孩子年龄的增长、鼻梁的发育，会慢慢改善，因此一般不需要治疗。但对于一些比较严重的内眦赘皮，随着年龄的增长改善不是很明显。为改善外观，建议孩子在青春期过后行手术治疗。对于内眦赘皮同时伴有其他先天异常的孩子，根据情况还是要尽早进行治疗干预。

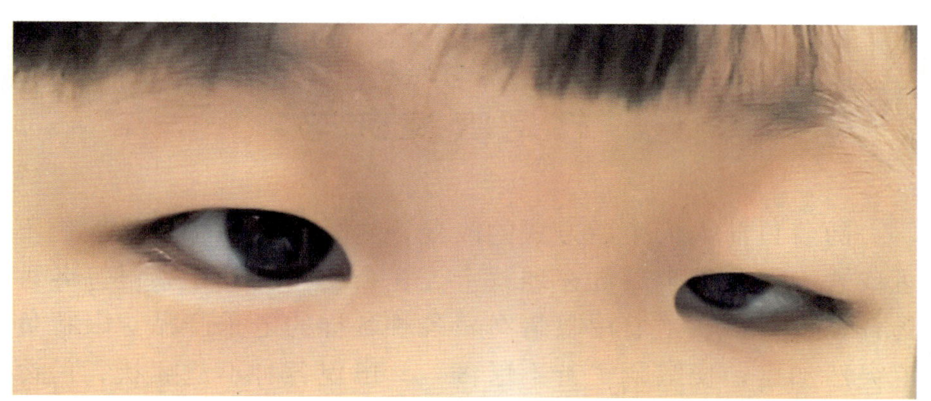

患者内眦赘皮，同时伴有左眼上睑下垂

我们长的是“卧蚕”还是“眼袋”？ 05

卧蚕和眼袋傻傻分不清楚的人，确实不在少数，因为两者出现的位置比较接近，所以混为一谈也是可以理解的，但这可是两种截然不同的眼部表现，是需要分清楚的。有一个很简单的鉴别方法，就是自己对着镜子微笑，如果是卧蚕，会在你微笑时变大、隆起，而眼袋不管你是否微笑，它总是会存在，而且变化不大，甚至会变小。

我们再具体认识一下。卧蚕是由于下睑缘眼部肌肉局部肥厚而出现的一条宽4~7毫米的长条状隆起，紧靠着下睑睫毛的位置，这样当我们笑起来的时候，肌肉收缩，隆起更明显，会增加眼部的立体感，让眼神看起来更妩媚、性感。

眼袋可就不一样了，它是在卧蚕的下方，一直到眼眶骨的下缘的一个近似倒三角形的袋状物，是由下睑皮肤、肌肉等松弛造成眶脂肪移位、脱垂等，导致下睑组织不同程度的臃肿或下垂，它是面部衰老的标志之一。人们一旦出现了眼袋，看起来至少要老10岁。引起眼袋的原因很多，年龄是个重要的因素。当然除了年龄以外，遗传因素、用眼过度、熬夜、平时不注意眼周皮肤的保养及保湿、不注意防晒等，都可以是加速眼袋形成的原因。

06 眼睛出现干涩不适、视物模糊，只是眼疲劳吗？

随着目前人们生活方式的改变，电子产品已经成为人们不可或缺的随身携带品。在地铁上、在公交车上、在家里等各种场合，人们都在忙着用眼睛看着各种各样的电子产品。眼睛负担突然加重，使眼睛“苦不堪言”，出现各种不适症状，门诊上因过度用眼造成眼部不适的患者与日俱增。许多患者总是对医生说最近用眼较多，觉得休息几天就好了，没想到眼睛越来越不舒服，出现视物模糊、干涩、发黏等。

正常情况下，我们要想获得较好的视力，不仅需要健康的眼表上皮，还要求眼球表面有一层稳定的泪膜。泪膜是通过眨眼将分泌的泪液分布在眼球表面形成的膜，起到滋润眼球、为眼球提供营养、冲刷眼表杂质的作用。任何原因造成的泪液质或量异常，都会导致泪膜稳定性下降，出现不适，症状包括眼睛干涩、容易疲倦、眼痒、有异物感、有烧灼感、分泌物黏稠、怕风、畏光、对外界刺激很敏感；有时眼睛太干，泪液分

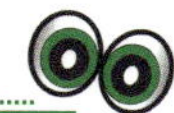

泌不足，反而刺激反射性泪液分泌，造成经常流泪。出现这种情况，必须到正规医院就诊，不能觉得自己只是一时的视疲劳，自行买点抗疲劳滴眼液。有可能你得了干眼症，这是眼科比较常见而最容易被忽视的疾病，经调查我国干眼症发病率达到21%~30%。

因此应该及时到医院就诊，行泪膜破裂时间、泪液分泌功能及睑板腺功能等检查。如果是轻度的干眼症，而且没有眼表的损害，只要经过休息或短暂应用人工泪液就可以恢复正常，也可以进行雾化治疗或激光治疗等。但如果是重度干眼症，眼表炎症比较重，眼睑腺萎缩比较明显，这种情况治疗过程较麻烦，治疗时间也会延长。建议大家在平时的工作和生活中，防患于未然，避免长时间面对电子产品，连续操作1~2小时后，休息10~15分钟，可以远眺或做眼部保健操；在看电脑屏幕时，屏幕与眼睛的距离为40~70厘米，视线稍向下形成一定的角度；保持良好的生活习惯，睡眠充足，不熬夜；如果工作需要长期面对电脑，建议佩戴框架眼镜，避免佩戴隐形眼镜，如果不能避免，建议佩戴透氧性较高的产品。

小儿倒睫可以自愈吗？ 07

门诊上经常遇到家长说孩子流泪，喜欢揉眼，经检查诊断为先天性睑内翻。这类患者，年龄从几个月到9岁不等。面对这种情况，是该做手术还是不该做手术呢？到底多大做手术合适呢？有没有比手术更好的治疗方案呢？这也是好多家长关心的问题。

先天性睑内翻多见于婴幼儿，可双眼发病，也可单眼发病，大多由内眦赘皮、下睑缘肌肉过度肥厚或睑板发育不全所引起。如果孩子从小较胖，鼻梁较塌，容易导致下睑内翻倒睫。因睫毛刺激眼球，孩子可有畏光、流泪、刺痛等症状。检查可见倒睫摩擦眼球，角膜上皮粗糙，严重者角膜上皮可脱

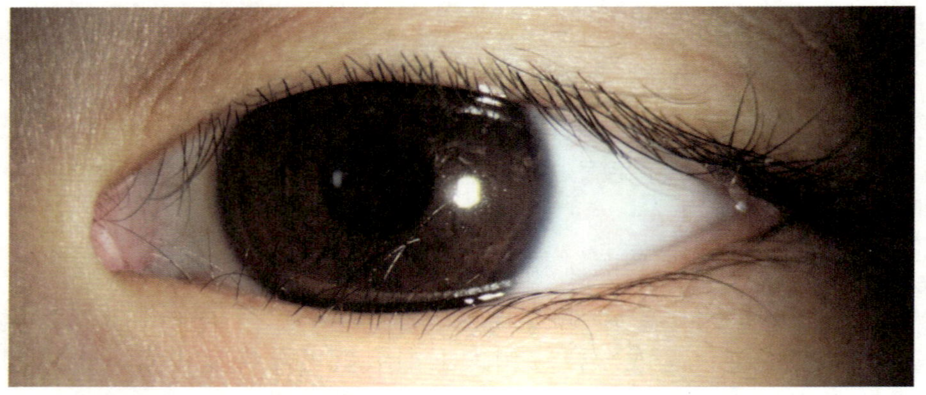

下睑内翻倒睫，睫毛刺向角膜

落。如继发感染，可发展为角膜溃疡。如长期不愈，则角膜有新生血管，并失去透明性，引起视力下降，这是医生和家长最接受不了的结局。为了防止发展到这种程度，提前治疗还是很有必要的。

对于轻度的睑内翻，因为婴幼儿睫毛比较细软，虽然睫毛接触眼球，但刺激症状一般不明显，可以不必着急行手术治疗，平时可以用手提拉鼻根部皮肤或下睑皮肤，随着孩子年龄的增长，以及鼻梁的发育，睑内翻会逐渐好转，甚至治愈。但如果孩子已经长至5~6岁，睑内翻仍未消失，孩子畏光、流泪等刺激症状仍不能缓解，角膜上皮损害持续存在，手术治疗就是最佳治疗方案。但门诊上我们也遇到一些孩子1岁左右，因为倒睫比较严重，角膜上皮损伤程度较重，需要提前手术治疗。不管采用什么样的治疗方案，目的都是将倒睫对孩子眼睛的伤害降到最低。

08 眼睛流泪、流脓怎么办?

没有沙粒入眼，没有悲伤情绪，没有惺忪困倦，没有局部疼痛，没有皮肤红肿，眼睛却时不时流泪、流脓，特别是用手指尖轻轻压迫内眼角和鼻梁的交界处，可见大量的黄白色脓液从内眼角流出来。这是怎么回事呢？原来患者患的是一种医学

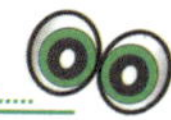

上叫作慢性泪囊炎的常见眼病。人的内眼角和鼻腔之间有一管道系统，叫作泪道，从上到下由泪点、泪小管、泪总管、泪囊、鼻泪管组成，其功能是引流泪液。正常情况下，成人每16小时分泌0.5~1.0毫升泪液，这些泪液除湿润眼球及部分蒸发外，剩余的都由泪道引流入鼻腔。如果鼻泪管或泪囊下部因为炎症、外伤、异物等原因发生堵塞，眼泪引流不通畅，大量眼泪蓄积在泪囊内，其温度和湿度非常适合细菌生长繁殖，时间一长，就会引起细菌滋生而化脓，出现眼角流脓的症状，使眼泪“夺眶而出”。

慢性泪囊炎很容易被忽视，有很多这样的患者长期未能得到治疗，其实这是很危险的。因为充满泪囊的脓液里含有大量的细菌，就像一个细菌库，细菌随脓液随时排出，污染眼球，可能会造成不可挽回的损害。如黑眼球受伤，隐藏在脓液里的细菌乘虚而入，会引起角膜炎或角膜溃疡，轻者治愈后角膜遗留瘢痕，重者发生角膜穿孔而失明。

泪道冲洗、探通这类的保守治疗只能缓解症状，无法根治，一发病就冲洗、探通，多次之后极其容易造成泪点闭锁或撕裂。而插管手术后，2~6个月应该取出插管，可是由于各种原因，很多患者的插管没有取出，久而久之就会出现排斥反应，发炎流脓，甚至取出的时候断裂，部分残留在了体内，也

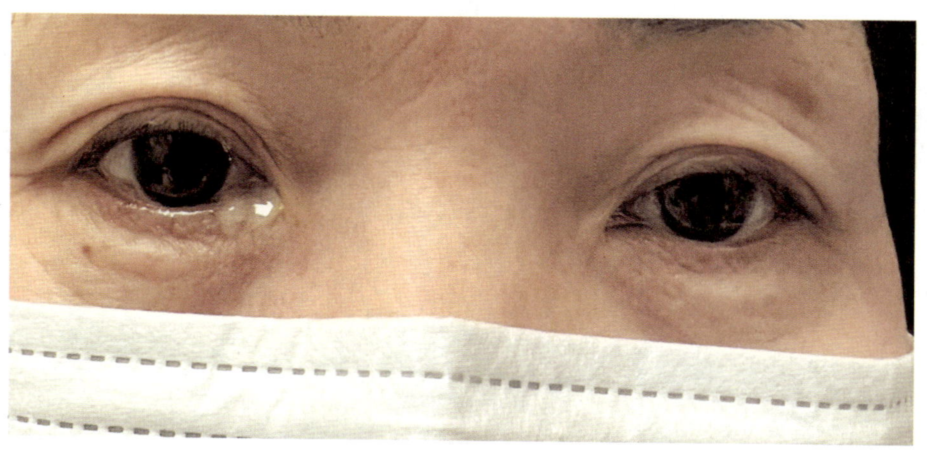

右眼慢性泪囊炎，按压右眼内眦可见脓液溢出

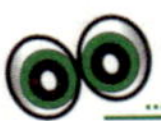

很容易再次发炎流脓。激光手术是通过激光消融阻塞再通，但灼伤组织产生瘢痕易再次阻塞狭窄的泪道，现在基本不单独使用了。外路手术效果肯定，但手术会给瘢痕体质者面部留下明显的瘢痕，很影响外貌。激光手术或是插管手术，均只适用于泪道堵塞，对急、慢性泪囊炎则无法治愈，需待炎症消失后才可以进行治疗。基于上述情况，人们迫切需要一条“新通道”来取代泪道。内镜下鼻腔泪囊吻合术属于微创手术，它从根本上解决了泪道激光、插管手术带来的后遗症与并发症。其原理是通过鼻腔内镜系统，在泪道与鼻腔之间再造一个新的泪道，让泪液通过“新泪道”进入鼻腔，大大提高了临床效果。

白内障

白内障是常见的眼病之一，一般60岁以上的老年人均患有不同程度的白内障。轻微者只对视力构成轻微影响，而严重者，必须手术治疗。为了使大家对白内障有初步的认识，我们做以下简单介绍。

什么是白内障？ 01

人的眼睛里有一个晶状体，它就像是一架照相机的镜头，可以帮助人对准焦距，看清外界物体。在年轻的时候人的晶状体是透明的，当年龄、外伤、炎症等其他原因导致晶状体出现混浊时，便是白内障。如果晶状体变混浊了，相当于照相机镜头不干净了，眼睛这台精密“照相机”拍出来的照片就不清楚了，所以眼睛就看不清了。

白内障分为先天性和后天性。先天性白内障多在出生前即已存在，部分需要手术治疗。后天性白内障是指衰老、全身疾病或局部眼病、营养代谢异常、中毒、变性及外伤等原因所致的晶状体混浊。其中衰老是最常见的病因，此种白内障也就是常说的老年性白内障，它多见于60岁以上人群，随年龄增长其发病率增高。

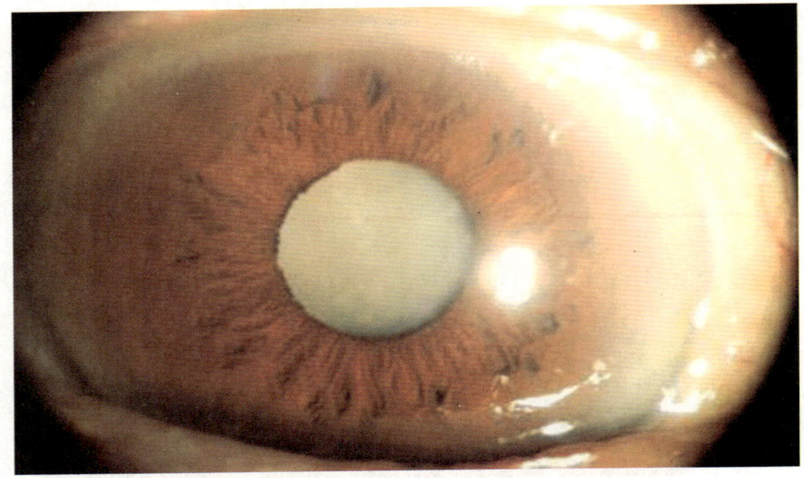

典型白内障

02 白内障有哪些症状？

视力减退、视物模糊是白内障最常见的症状。患者常常自诉眼前像有一层雾遮挡一样。由于晶体混浊的部位及混浊的程度不同，其对视力的影响也不同。若混浊发生在晶状体的周边部，早期视力可不受影响。若混浊位于晶状体的中央，视力减退发生较早，患者常常有畏光的症状。此外，白内障还可表现为近视度数加深，单眼复视或多视症，眼前固定性黑影或视物发暗，畏光等症状。一般情况下，白内障眼无红、肿、疼痛等刺激症状。

03 白内障如何治疗？

国内外白内障临床指南都提出，不论何种白内障，手术治疗是最有效，也是唯一有效的手段。到目前为止还没有任何一种药物或物理治疗被证明能治愈白内障，或阻止白内障的发展。因此，切勿被无良商家蒙蔽！绝大部分患者都可以选择超声乳化的手术方法，该方法具有并发症少、愈合快、视力恢复好等优点。

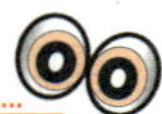

何时接受白内障手术较合适？ 04

许多患者等到白内障成熟，什么也看不见时才去找医生做手术，这是一种错误的观念，会给患者带来许多不便甚至发生不可挽回的损害，如继发性青光眼、失用性视功能减退等。现在白内障手术的主流方法是超声乳化吸除术，相当于用“粉碎机”先把混浊的晶状体打碎，再用“吸尘器”把打碎的晶状体吸走。如果白内障过熟，混浊的晶状体就会更硬，“粉碎机”需要花费更多的时间和能量才能将其完全打碎，手术难度更高，术后反应也更重，影响术后恢复。一般来说，白内障患者视力小于0.3，影响正常工作和生活时，就该和眼科医生谈手术的事了，有些对视力要求较高的患者甚至0.4或0.5时也可以考虑接受手术。

白内障手术有年龄和疾病限制吗？ 05

白内障手术没有年龄限制。由于这种手术时间很短，又几乎没有痛苦，目前很多医院眼科都有超过百岁高龄的患者做白内障手术。因此，只要身体没严重的其他疾病，任何年龄的患者都可以接受手术。

糖尿病患者是可以做白内障手术的，但血糖最好稳定在8.3毫摩尔/升以下。因为糖尿病患者体质较差，故术后反应较重，容易出现手术刀口迁延不愈而继发感染和眼内炎症反应，这些并发症都会严重影响视力。

白内障手术风险大吗？ 06

白内障手术在我国已基本普及，成功率较高，如果术前检查未发现除了白内障之外的其他眼部病变，绝大部分患者术后都能明显提高视力。

任何手术都有风险，即使白内障手术技术在眼科已经相当

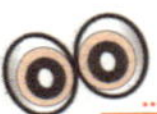

成熟，术中和术后发生意外的概率很小，但也不是100%安全无意外，最常见的是感染和出血等。医生也只是根据自己的经验，将有可能出现的意外情况在术前提前告知患者及家属，术中做好应对措施。对于一些严重的并发症，目前尚无法做到治愈，术后视力可能会受影响。

07 什么是白内障超声乳化和人工晶体植入手术？

白内障超声乳化手术指在眼睛上开个1.8～2.8毫米的小口，利用超声能量粉碎并吸出人眼的晶状体，将阻碍光线的混浊晶状体移除。

所谓人工晶体植入手术，就是在白内障摘除后，在眼球内植入一个人造的透明的镜片以代替原来混浊的晶状体的手术。一般白内障手术人工晶状体是必须植入的，否则人眼会因缺少一个光学零件而无法聚焦外来光线，造成较差的视力。

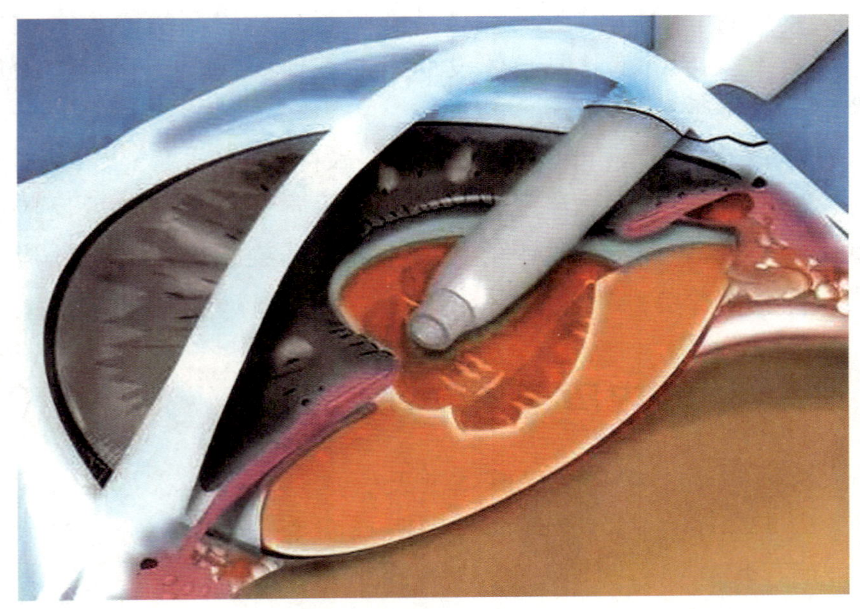

白内障超声乳化过程

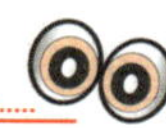

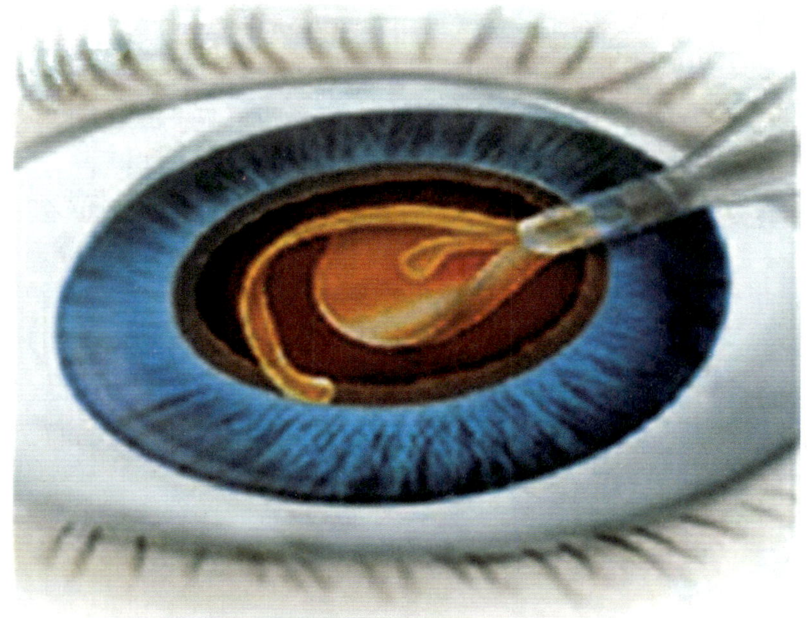

人工晶状体植入过程

如何选择人工晶状体？ 08

目前市场上的人工晶状体大体分成3类，医生可在综合考虑患者的具体情况后选择适宜的类型。

（1）硬性晶状体　性能、质量稳定，价格便宜。缺点：手术切口大（5.5毫米），术后3个月内散光度数大。目前在县级医院或者扶贫手术中还有大量使用。

（2）折叠晶状体　手术切口小（小于3毫米）、恢复快，术后3个月内散光度数小，目前使用较多。其中又可分为球面和非球面两大类，非球面人工晶状体比球面人工晶状体更符合人眼的光学特征，有着较好的视觉质量，但也比球面人工晶状体贵一些。

（3）高端人工晶状体　目前有微切口晶状体、散光矫正晶状体、多焦点晶状体等分类。微切口晶状体在普通折叠晶状体的基础上改良技术，缩小手术切口至1.7～2.2毫米，术后患者恢复更快，手术更安全。散光矫正晶状体能够矫正人眼角膜散光，术后的视力相比普通折叠晶体更好一些。多焦点晶状体术后可同时看远看近，在一定范围内改善远、近视力。缺点：价格昂贵，有严格的适应人群，术后有一定的适应期。

人工晶状体放入眼睛内，平时触摸不到，无须清洗，若没有产生脱位或造成并发症，可以永久放置。若无特殊情况，植入眼内的人工晶状体不必更换，否则会因为二次手术创伤引起视力下降。

白内障手术用人工晶状体代替摘除的自身混浊晶状体，其材料的物理及化学性质非常稳定，因此植入人工晶状体后可以终身使用。

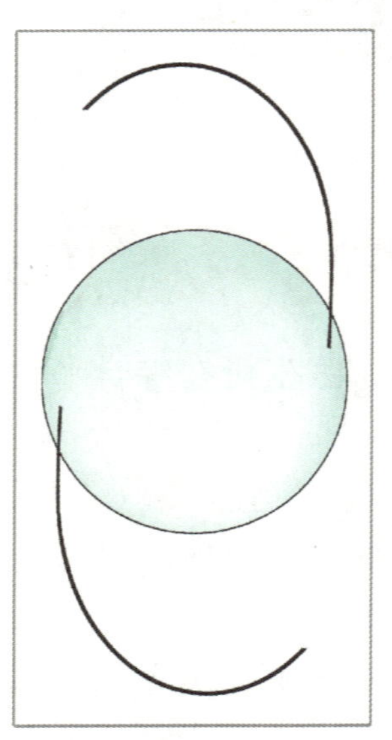
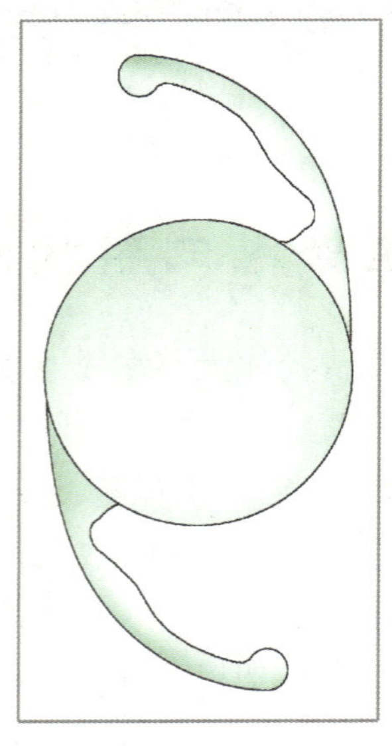
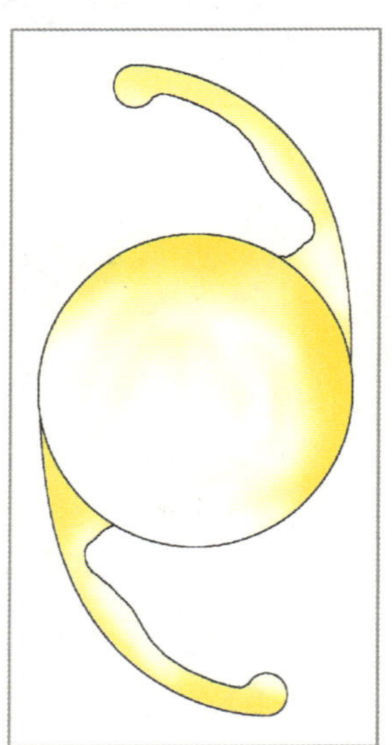

不同类型的人工晶状体

09 白内障手术后应注意什么？

（1）白内障手术后初期，患者可能不适应强烈光线，也要避免灰尘。可以戴墨镜遮挡强光和灰尘。

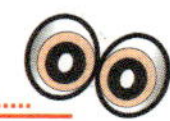

（2）应该按照医生嘱咐按时滴用眼药。

（3）尽量避免揉眼或碰撞眼睛和头部。

（4）睡眠时不向术眼侧卧，2周内勿过度低头，不参加动作幅度大的运动。

（5）1周内勿洗头、洗澡，洗脸时要避免脏水入眼。

（6）术后遵医嘱定期复查。一般术后1个月可参加正常的工作和学习。术后3个月应到医院常规检查，并做屈光检查，有屈光变化者可经验光后配镜加以矫正。

10 白内障手术一次可以做两只眼吗？手术后会复发吗？

按照目前的医学标准，一次只能对一只白内障眼睛实施手术，通常先对视力较差的眼治疗。一般情况下，第一只眼手术后的1周左右可以考虑进行第二只眼的手术。特殊情况下，也可在24～48小时后进行，最好不要同时进行双眼手术，因为一旦发生感染，则有可能双眼同时受累。

白内障手术是将混浊的晶状体超声乳化并且吸除，因此手术完就没有晶状体了，并且术后也不可能再重新长出一个晶状体，就好比手断了无法生长出一个新的手一样。如果术后出现视力下降，最常见的问题就是保留的晶状体囊袋出现混浊，可以通过简单的激光治疗缓解。

11 白内障术后需要配眼镜吗？

配眼镜可以细分为看远用（看电视、出门散步）和看近用（看书、看手机）2种。如果术后远视力不理想，经过检查发现有屈光不正（近视、远视、散光）的问题，可以通过佩戴眼镜提高远视力。如果患者术中植入的是一般的人工晶状体，对所有患者来说术后看近都不太清楚，是一个老花眼的状态，这也是术后的一个正常状态，看近时需要配低度数的凸透镜（老花镜），具体度数需要验光检查来确定。

12 如何预防白内障的发生及发展？

对于预防白内障，老年人的自我保健很重要。预防的主要方法有以下几个方面。

（1）避免过度视疲劳　每用眼1小时左右，让眼睛放松一下，如闭目养神、走动、望天空或远方等，使眼睛得到休息，尽量不要长时间在昏暗环境中阅读和工作。

（2）避免长期接触辐射线　避免在强烈的阳光、灯光或其他辐射线照射下工作和学习。在户外活动时，应戴有色眼镜（墨镜），以防辐射线直射眼睛，加速白内障的发展。

（3）保持心情舒畅　要避免过度情绪激动，保持心情舒畅，保证全身气血流通的顺畅，提高机体抗病能力。这对白内障的康复同样很重要。

（4）防脱水　脱水会损害晶状体，导致白内障发生。而对已有白内障的患者，脱水可使病情加剧。因此，一旦遇到各种原因引起的腹泻、呕吐，或在高温条件下大量出汗，都应及时补充液体。一般情况下，只需要喝白开水、茶水即可。

（5）摄入足够的维生素和蛋白质，适当增加微量元素摄入　人眼中维生素C的含量大约比血液中高30倍。随着年龄增长，营养吸收与代谢功能逐渐减退，维生素C含量明显下降，久而久之引起晶状体变性，导致白内障发生。眼球的角膜、晶状体和视网膜代谢都需要蛋白质和维生素A，缺乏时会引起角膜病变、白内障、夜盲症等疾病。

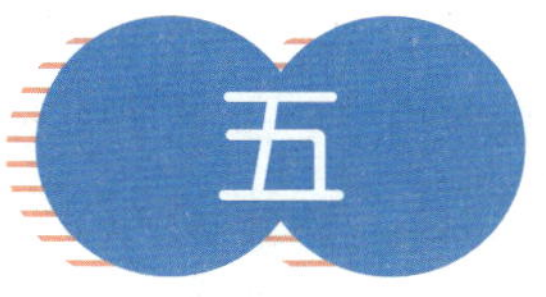

五 青光眼

什么是青光眼？ 01

青光眼在古代被称为“绿风内障”，指的是青光眼患者眼睛冒“绿光”，同时又看不清东西。英文“glaucoma”则来源于希腊语“glaukos”，意为“淡蓝”“蓝灰”，随着现代医学的发展，根据疾病的特点被翻译为“青光眼”。

青光眼的发病近年来逐渐出现了年轻化趋势，特别是发生在婴幼儿中的青光眼，主要表现为婴儿出生后眼球大于正常孩子。青光眼的致病因素主要包括眼球解剖结构异常如小眼球、短眼轴、浅前房、晶状体膨胀等，以及情绪激动、忧郁多思性格、长时间暗环境及近距离工作、遗传因素等，且青光眼一旦诊断，其病程不可逆转。

我们将青光眼比喻成水库涨水，眼球好比一个水库，里面的水多了，水的压力就要将堤坝憋坏，久而久之形成青光眼。这种比喻非常形象，眼睛里水的压力就是我们的眼压，正常眼压为10～21毫米汞柱。眼压高并非都是青光眼，眼压正常也不能排除青光眼。这里有几层意思：第一，眼压正常，但是发生了典型的青光眼视神经萎缩和视野缺损，称为正常眼压性青光眼。第二，眼压高，但可能由个体角膜厚度过厚、内分泌等原因造成，长期随访并不出现视神经、视野损害，称为高眼压症。只能定期复查，监测病情变化，如果确诊高眼压症，其5年后转变为青光眼的概率为10%。第三，眼压高，出现了视神经、视野损害，这是我们通常所说的一般意义上的青光眼。

在正常状态下，眼压是眼球里水的循环平衡来维持的，就是房水循环。如果整个过程中任一流程出现问题，都有可能引起眼压升高或者降低。若睫状体生产房水过多或小梁网排出房水较少，或者排出途径受阻，均会引起房水滞留而导致眼压升高。眼球内压力长期高于眼底视神经所能承受的压力，可致视神经盘凹陷、视神经损伤，进而导致视野缺损，最终视力丧失。

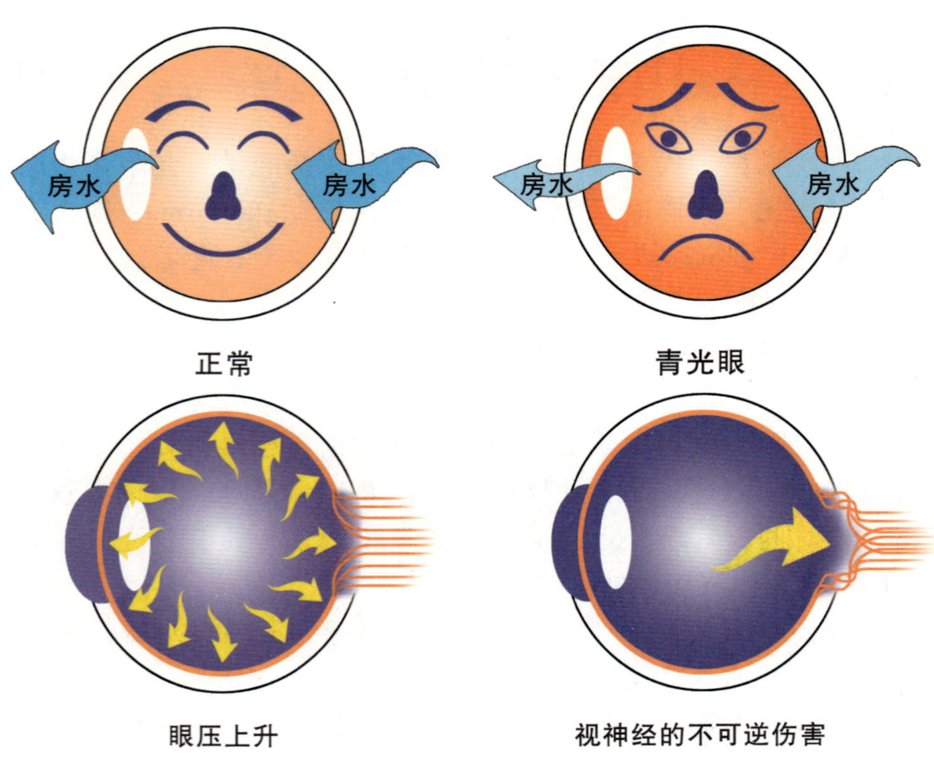

青光眼示意图

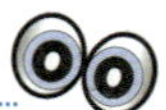

青光眼分几种? 02

青光眼形成如上所述，基本病理变化是视神经萎缩引起视力丧失。从病因上分析，可以分为原发性、继发性和发育性三大类。原发性又可以分为闭角型青光眼和开角型青光眼。原发性闭角型青光眼在我国人群中诊断率最高，定义为原发性房角关闭所导致的急、慢性眼压升高，伴或不伴有青光眼性视神经盘改变和视野损害。原发性闭角型青光眼分为急性和慢性两种临床表现型。

我们着重了解一下急性闭角型青光眼。在临床上，急性闭角型青光眼多见于虹膜膨隆引发瞳孔阻滞，房角部分或全部关闭，导致眼压明显升高。根据疾病发展规律，急性闭角型青光眼可分为4个阶段。①临床前期：一般会有明显的眼压升高，偶尔出现虹视，下午或晚上有酸胀感。专科医生检查可以发现浅前房、窄房角。②发作期：有明显的眼痛、头痛、眼眶痛，甚至伴有恶心呕吐，视力急剧下降，眼红，无法睁眼。③间歇缓解期：小发作之后，或者大发作通过及时的治疗后，眼部症状有所缓解，关闭的房角重新开放，可使病情得到缓解。反复发作会引起房角粘连，粘连加重，可能会进入慢性进展期。④慢性进展期：房角粘连加重，导致房角永久性关闭，则眼压持续升高，视神经损害加速进展。

慢性闭角型青光眼房角粘连较缓慢，眼压长期处于较高水平，视神经盘逐渐形成凹陷性萎缩，视野逐步损害。这类情况发现时往往已到青光眼晚期，因此具有更严重的潜在危害性。

除闭角型青光眼外，还有开角型青光眼。房角开放，眼压升高，最后出现眼底视神经损害和视野损害。该类青光眼的诊断率较低，发现较困难，我们无法估计开角型青光眼真实的患病率，因此具有更大的危险性。

青光眼还有很多分类，包括先天性青光眼、眼部疾病引起的继发性青光眼、新生血管性青光眼等。

03 青光眼有哪些特点？

青光眼的诊断并不容易，除急性闭角型青光眼可以即时确诊外，其他类型均需要仔细观察。

闭角型青光眼的发生需要同时具备2个因素：①眼球解剖结构的异常。②促发机制的存在。闭角型，即房角关闭，特征性的解剖结构指前房浅、角膜相对小、晶状体厚、眼轴短等。同时存在“导火索”，最常见的是情绪激动，还有过度疲劳、用眼过度、长时间处于暗环境等。

开角型青光眼在早期几乎没有症状，只有当病变进展到一定程度时，才开始有视力模糊、视野缺损、眼胀、头痛等表现，因此又称为“视力的小偷”。当病情进展到一定阶段后，眼底存在特征性视神经损害，即视神经盘凹陷和视杯加深。因此，定期至眼科专科医院就诊，定期检查眼压、查眼底是非常必要的。

青光眼发病有家族聚集性，因此凡是直系亲属有患青光眼的需要定期检查眼压及眼底，做到早发现、早诊断、早治疗。

04 诊断青光眼需要做哪些检查？

（1）眼压检查　眼压检查是诊断青光眼最重要的。正常人的眼压存在一定的波动，在不同的季节及一天的不同时间均有波动，通常冬天的眼压稍高于夏天的眼压，夜晚的眼压稍高于白天的眼压，正常波动范围不超过3毫米汞柱。眼压最高峰通常位于夜晚，这也是为何大部分急性青光眼患者一般下午或晚上来就诊。但仅凭一次眼压升高并不能诊断为青光眼。在临床上监控眼压最有效的检查是24小时眼压监测，即上午5时、7时、10时，下午2时、6时、10时，波动在5毫米汞柱以内的属于正常范围，大于8毫米汞柱则属于病理性。

（2）房角检查　房角镜或三面镜是用来检查房角的。房角的狭窄程度需专业青光眼医生才能有效评估。现在超声生物显微镜检查可以精确地测量前房角及虹膜状态，在青光眼诊断中必不可少。

（3）眼底检查　青光眼中晚期会出现视神经盘、视杯的凹陷，是青光眼特有体征。青光眼患者杯盘比的增加伴随视神经损害，即视野缺损。正常杯盘比约为0.3。正常人群中，有一部分人存在生理大视杯，长期观察没有出现视神经损害。因此，对青光眼的诊断必须慎之又慎。

（4）视野检查　长期眼压升高会引起视神经损害，导致视野缺损，且青光眼视野缺损有特定的规律。视野缺损早期常常表现为旁中心暗点，出现率达80%。随着病情进展，旁中心暗点会慢慢扩大，形成典型的弓形暗点。青光眼晚期患者则剩下管状视野，视野进一步丧失，就会导致完全失明。视野检查目前主要分为静态视野和动态视野两大类，静态视野常用于中心30度的视野检查，主要在早期、中期患者中使用，敏感性和特异性比较高；动态视野常用于周边视野的检查，主要在中晚期患者中使用。视野检查是一项需要患者配合的心理物理学检查，患者的理解度、配合度对检查结果的准确与否非常重要，通常第一次做视野检查的人结果会不太可靠，出现固视丢失、假阴性、假阳性等情况，一般需要重复2次甚至3次。

青光眼怎么治疗？ 05

青光眼一旦确诊，治疗目的是尽可能早地阻止青光眼的病程进展。治疗方案必须结合患者的全面检查，掌握眼压和视野的变化、视网膜血液供应状况，同时还应结合患者全身心血管系统等有无疾病综合考虑。

首先是药物治疗。通过用药来促进房水排出或减少房水生成，从而达到降低眼压的目的，一般需要终身用药。青光眼药物治疗需要注意眼部和全身的不良反应。因此，必须在专业医生指导下才能应用。

其次是激光治疗。当药物不能很好地控制病情时，可考虑激光治疗，分为激光周边虹膜切除术、激光小梁成形术。其原理是采用特定波长的激光照射房角处小梁组织（作用是排出房水），通过生物物理、生物化学等反应疏通堵塞的小梁网，改善房水流出通道，从而降低眼压。激光周边虹膜切除术主要用于急性青光眼大发作的预防，是指急性闭角型青光眼通常双眼均有大发作的风险，一眼发作后作为预防，给予另一只眼激光周边虹膜切除。

最后是手术治疗。主要用于药物或激光不能控制的持续高眼压患者，或者用药不良反应较多，以及不愿意长期用药的患者。最常见的手术方式是小梁切除术，手术成功率为60%～70%，这也与术前眼压的控制、术者有着密不可分的关系。

06 青光眼治疗效果怎么样？

周围很多人在医院诊断为青光眼后，有些人毫不在乎，认为这就是跟感冒差不多的病，吃点药就能治好；有些人过度在乎，仿佛明天就要失明了。其实，得了青光眼不能不在乎，因为眼压持续较高，会对人的视神经产生持续的压力，造成不可逆的损害，且该损害无法停止；也不能太在乎，若特别紧张，心态不好，过度治疗，也会影响治疗效果。因此，在得知被诊断为青光眼后，最重要的就是听从专业青光眼医生的嘱咐，尤其是心态要保持不急不躁，这也是获得最佳治疗效果的保证。

青光眼的治疗效果与很多因素有关系，例如年龄、眼部本身的条件、眼压，以及血压的波动范围、性格特征等。一旦发病，其视神经损害也随之开始。视神经的损害并不因治疗的干预而停止，但经过临床干预控制眼压后，可以将视神经损害的速度降低。降眼压是青光眼唯一有效的治疗方法，治疗原则是尽可能将眼压控制到靶眼压，保证青光眼患者的生活质量。

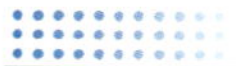

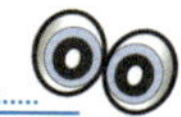

哪些人容易得青光眼？ 07

青光眼的发病有地域、种族、性别、年龄差异。在我国，原发性闭角型青光眼的发病率较高，女性多见，男女比例约为1∶3，这主要与我国正常女性前房角的解剖结构较窄有关。多发生于40岁以上年龄，50~70岁居多，在这个年龄段，约100人中就有3个人患青光眼。

国内外对青光眼患者的心理特征研究发现，青光眼患者存在广泛的情绪焦虑、紧张。A型性格的人更易患青光眼。A型性格特征：易恼火、激动、发怒、不耐烦；有明显的性情急躁，情绪不稳定，易产生焦虑、紧张、抑郁等不良情绪；雄心勃勃，竞争力强，有时间匆忙感和紧迫感，对各种外界刺激反应强烈，缺乏耐心，长期处于紧张状态。A型性格和心理负担较重的个人性格特征是原发性闭角型青光眼的发病基础。

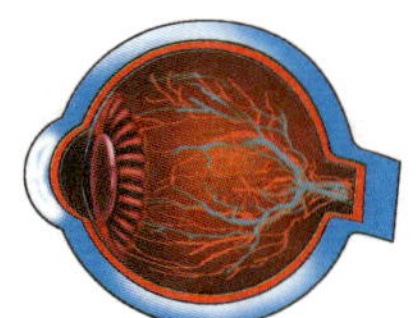

眼球结构异常

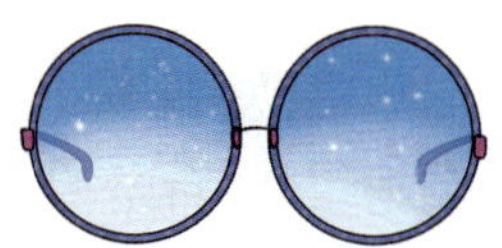

近视或远视

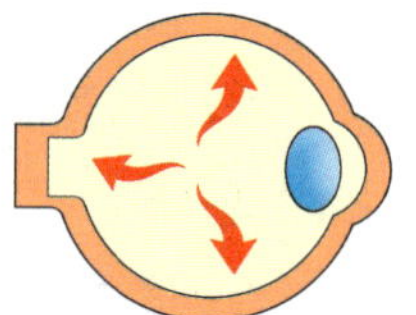

高眼压

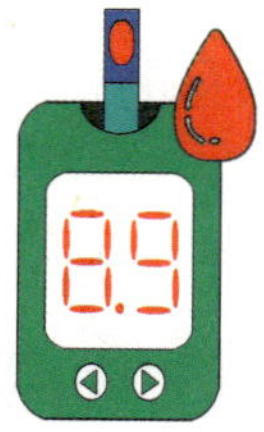

糖尿病

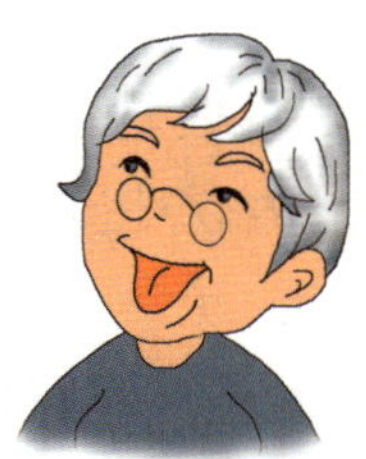

高龄

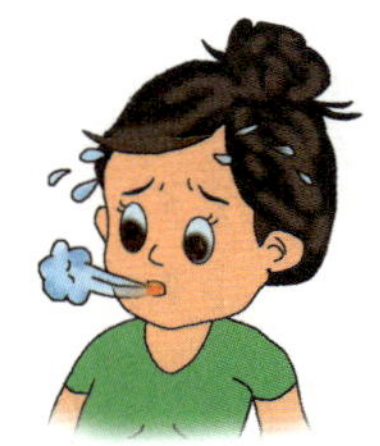

性情急躁或忧虑

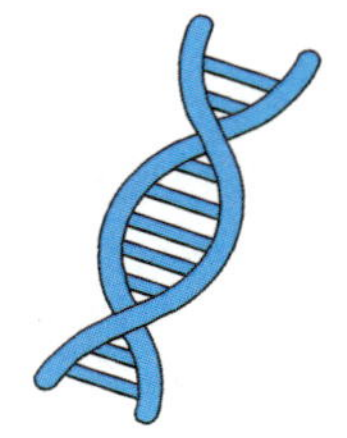

家族史

青光眼的危险因素举例

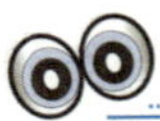

08 中医理论如何看待青光眼的发生？

在我国上下五千年的悠久文化历史中，中医占据着不可替代的位置。古代医家对青光眼临床表现的最早记载，是“动则病冲头痛，目似脱，项如拔……目黄、泪出”。《太平圣惠方》中记载：“青风内障，瞳人虽在，昏暗渐不见物，状如青盲。”指出青风内障即青光眼，起病隐伏，自觉症状不明显，视力渐失的发展过程。《秘传眼科龙木论》论述：“若眼初觉患者，头微旋，额角偏痛，连眼眶骨及鼻额时时痛，眼涩，兼有花，睛时痛”，又指出“初患皆从一眼前恶，恶后必相牵俱损。其状妇人患多于男子……初觉即急疗之……若瞳人开张，兼有青色，绝见三光者，拱手无方可救”。提出了绿风内障病即青光眼的具体临床表现：头晕、额头及眼眶鼻额痛，伴随眼睛干涩、视物模糊、眼痛，且女性多于男性，伴有虹视，就是看光有彩虹般的炫彩；后面又阐述了急性发病期的危重预后。古代医家对青光眼病因病机的见解大致分为两个方面：一是认为“内肝管缺，眼孔不通”引发此病，并提出“良由通光脉道之淤塞耳，余故譬之井泉脉道塞而水不流”。指出解剖结构改变导致房水流出受阻。二是认为“阴虚血少之人，及竭劳也思，忧郁忿恚，用意太过者，每有此患。然无头风痰气火攻者，则无此患”。指出情志与该病的发病密切相关。而“气血冲和，万病莫生，一有佛郁，诸病生焉。故人身诸病，多生于郁”，认为情志因素是大多疾病的发病根基。近代中医也多认为本病是由内伤七情所致。一方面，内伤七情，最易伤气，气伤及血，气血同病，上蒙清资而发病；另一方面，内伤七情，亦易伤肝，肝气郁结，久而化火，火动则阳亢生风，风火相煽，致目中脉络不利，玄府郁闭，神水淚滞而发此病。

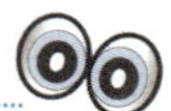

青光眼治疗为什么要保护视神经？ 09

大家都说青光眼是“视力的小偷”，除了患病无声无息外，到底是哪里被损害呢？在这里我要跟大家说说青光眼究竟是个什么病。青光眼其实是神经系统疾病，损害的是眼球的“中枢神经”——视神经。视神经位于眼球壁上最薄弱的位置——视神经盘，当眼球压力增高时，视神经盘机械性向外突出，从眼球内部看就是视神经盘凹陷。视神经的终末分支——神经纤维及神经节细胞分布眼球壁的各个角落，在长期的高压下神经纤维厚度会变薄，神经节细胞凋亡，引起传入、传出功能受损，最终会导致视神经不可逆性损伤。我们常说的青光眼必做的检查项目——视野检查，是视神经损伤与否的直接结果显示。

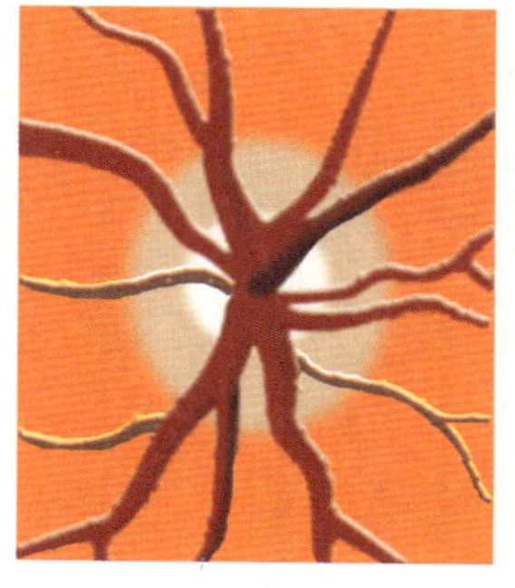

正常

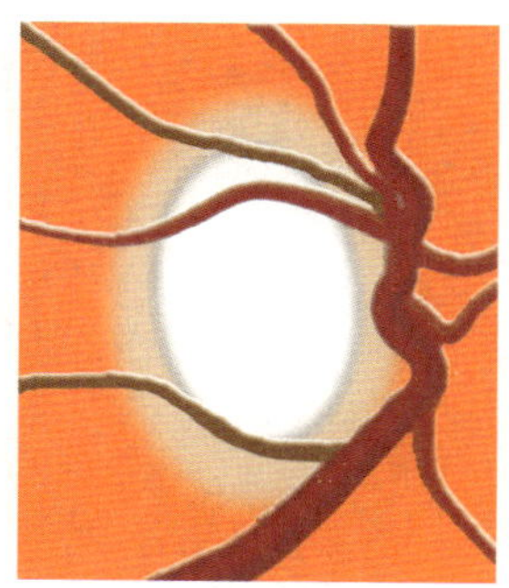

中度受损

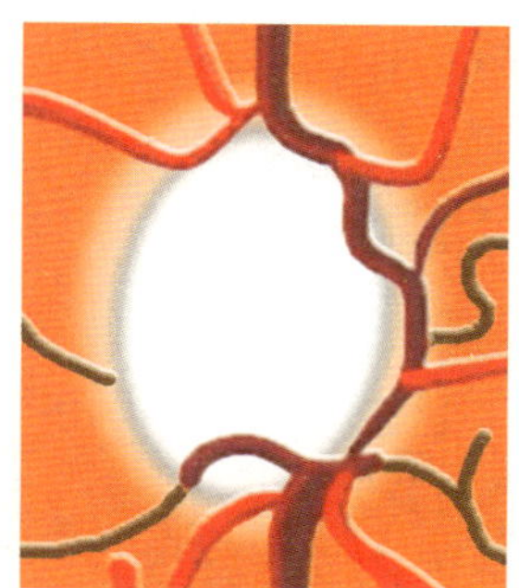

严重受损

视神经变化

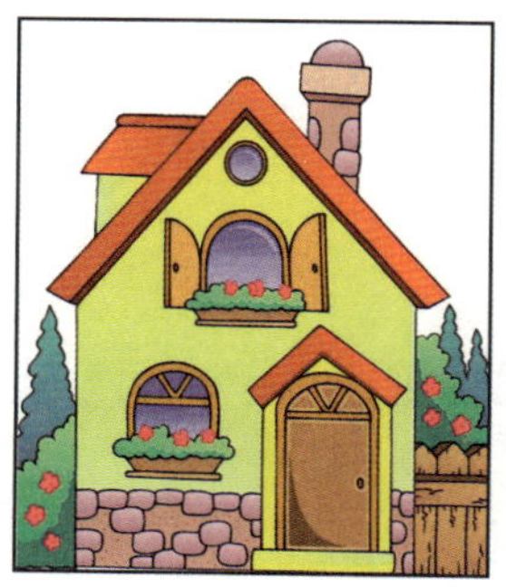

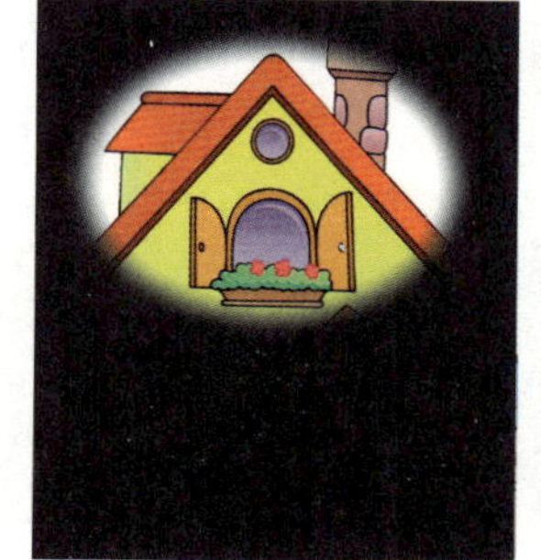

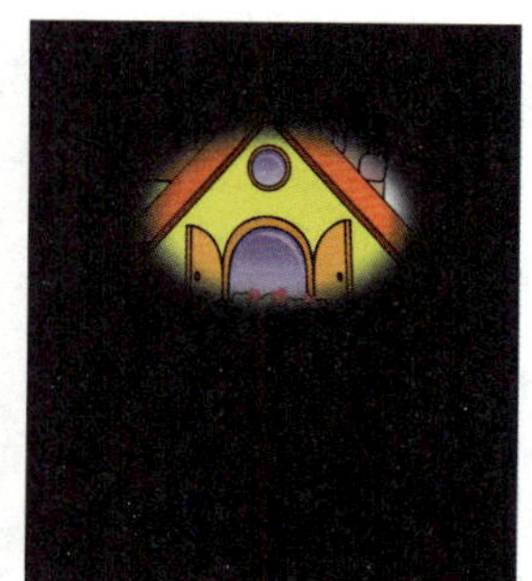

视野受损状态

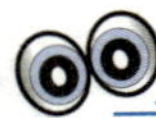

神经保护概念的提出，主要是基于对青光眼视神经损伤机制和病理生理过程的深入研究和认识。对于已经死亡的神经，我们无能为力。但这种死亡的及濒临死亡的神经组织形成的病理微环境会对其周围受损的神经组织和正常的神经组织继续造成危害，必须采取必要的措施，才能保护和拯救受损的和正常的神经组织。因此，目前临床上有大量的保护视神经的药物诞生，如中药葛根素、西药神经营养因子等。对于青光眼患者来讲，完善的治疗应该是将达到靶眼压的降压治疗与阻止视神经神经节细胞凋亡的神经保护措施相结合，才有可能保护视神经。

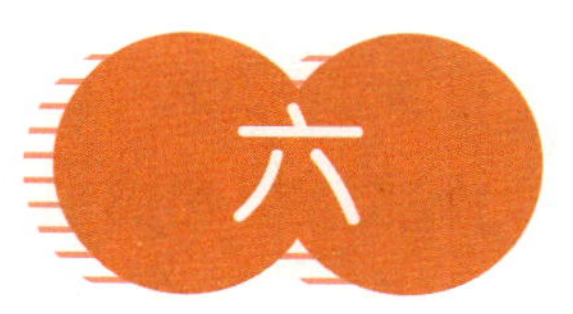

角结膜疾病

“红眼病”的发病原因和临床表现有哪些？ 01

急性结膜炎俗称“红眼病”，是临床常见眼病之一，发病急骤、传染性强、临床表现明显，常由细菌或病毒引起。因其临床表现首先是迅速发作的结膜充血，故人们对患者的第一印象就是“白眼珠发红”，“红眼病”也由此得来。那什么是结膜炎呢？从眼睛结构来看，结膜与多种微生物及外界环境接触，最容易感染，可引起结膜血管扩张、蛋白渗出和细胞浸润，这种炎症统称为结膜炎。结膜炎根据感染源的不同，分为细菌性结膜炎和病毒性结膜炎；根据发病的轻重缓急，分为急性结膜炎和慢性结膜炎。

从结膜炎的特点来讲，当结膜处于急性细菌或者病毒感染的时候可以称为“红眼病”，但当其演变为慢性结膜炎时，就不能称为“红眼病”了。

该病常由细菌、病毒引起，主要发生在温度比较高的季节，如春夏季节是比较多发的，属于接触性传染病。如果接触了“红眼病”患者的眼分泌物，接触者再去揉擦眼睛，则可能导致“红眼病”发生。

自觉症状常有眼部异物感、烧灼感、痒、畏光和流泪等。体征常有：①结膜充血和水肿；②分泌物增多；③结膜下出血；④乳头增生；⑤滤泡形成；⑥膜或假膜形成；⑦耳前淋巴结肿大和压痛等。患者常具备以上项目的一项或多项。值得注意的是，腺病毒感染造成的急性结膜炎可能会引起角膜炎，需要长期用药、遵医嘱减量才能减少复发或残留角膜瘢痕的可能。故一旦发现病情，应及时到正规医院眼科治疗。

02 如何预防及护理“红眼病”？

（1）保证日常用眼卫生　急性结膜炎患者大多畏光、流泪，要避免光和热的刺激，以减轻不适。当眼睛不舒服时，勿勉强看书或看电视。为避免阳光、风尘等的刺激，出门时可佩戴太阳镜。为了使眼睛分泌物排出畅通，眼部不可包扎或戴眼罩。需要注意不要热敷，这样能避免结膜囊温度升高，减慢微生物的生长繁殖速度，对病情恢复有帮助。

（2）指导患者家庭隔离消毒　对于眼分泌物较多的急性结膜炎患者，除了积极接受治疗外，还要学会自我保护，保持眼部清洁。患者应做好家庭消毒隔离工作，尤其在滴滴眼液前后及手接触眼前后，需用肥皂水彻底清洗，保持手卫生，勿用手揉眼。患者在家要做到一人一巾一盆，对洗脸用具如毛巾、脸盆等应经常采用煮沸法或浓度为 500 毫克/升的 84 消毒液浸泡法消毒，做到药物及用具专人专用，避免交叉感染。

（3）掌握家庭用药方法　患者应了解眼部用药的目的及重要性，学会正确滴滴眼液的方法。滴滴眼液前应清洁双手，滴滴眼液时先将眼睑及周围皮肤的分泌物抹干净，然后再滴，并且要按时滴。单眼发病时，尤其要注意避免另一侧眼睛的感染。滴滴眼液前要做好手部清洁，滴完也要洗手，避免传染；

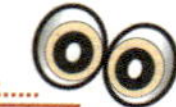

滴眼液瓶盖取下后要反方向放，避免污染眼药；滴滴眼液时药瓶要离开眼睛，避免感染至另一侧眼睛。

（4）健康知识教育　①为保护自己及其他人群，患者勿入如游泳池、公共浴池、理发店等公共场所。②做到勤洗手，注意眼部卫生，接触患眼的手在未清洗之前勿接触其他物品。③在炎症没有得到控制时，需遵医嘱定期复查至完全停药，切勿自行更改治疗方案。

春季角结膜炎的发病原因和临床表现有哪些？ 03

春暖花开，万物复苏，绿叶红花在问好招手。人们趁着周末，约上三五好友踏青游玩。但是春天对春季角结膜炎患者而言，就没那么“友好”了。对于他们来说，春天到了，“麻烦”也就来了。春季角结膜炎又名春季卡他性结膜炎、季节性结膜炎等。青春期前首次起病，常见于6～20岁的人群，病程可持续5～10年，25岁以上很少发病。该病特点是季节性发病，多为双眼，男性发病率高于女性。该病在中东和非洲发病率高，温带地区发病率低，寒冷地区则几乎无报道。春夏季节发病率高于秋冬两季。

该病的发生通常认为和花粉敏感有关。各种微生物的蛋白质成分、动物皮屑和羽毛等也可能致敏。春季角结膜炎也见于免疫球蛋白E综合征患者，体征常有以下几种。①睑结膜型：结膜呈粉红色，上睑结膜巨大乳头呈铺路石样排列。乳头形状不一，扁平外观，有毛细血管丛。下睑结膜可出现弥散的小乳头。严重者上睑结膜可有假膜形成。除非进行冷冻、放疗和手术切除乳头等创伤性操作，一般反复发作后结膜乳头可完全消退，不遗留瘢痕。②角结膜缘型：更常见于有色人种。上下睑结膜均出现小乳头。其重要临床表现是在角膜缘有黄褐色或暗红色胶样增生，以上方角膜缘明显。③混合型：同时出现上述两型检查所见。④角膜改变：呈弥漫性浅层点状角膜炎，表现为角膜溃疡，治愈后留有血管翳和角膜翳。

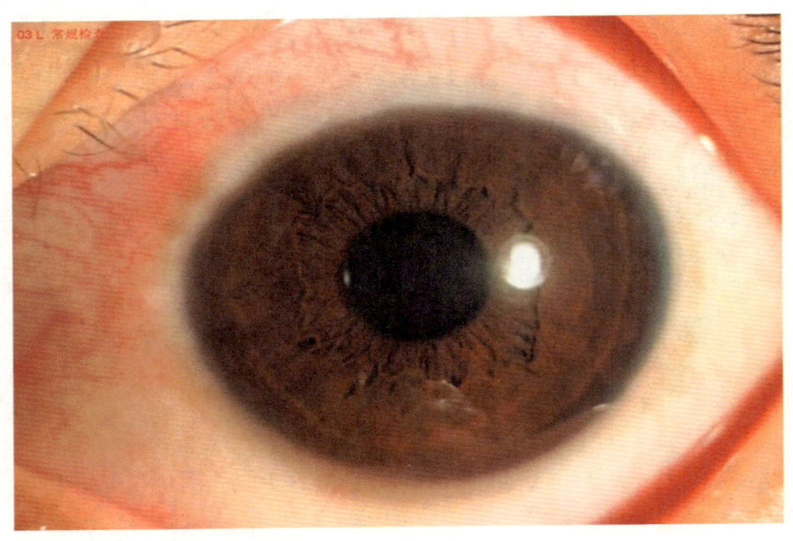

春季角结膜炎表现

04 如何预防及护理春季角结膜炎？

（1）减少接触过敏原　春季减少外出，外出活动时做好防护措施，如戴帽子、太阳镜、口罩等。

（2）生活中注意眼部卫生　枕头、毛巾勤换洗，洗脸盆专用，一人一物。

（3）异物入眼注意冲洗眼睛，眼睑部冷敷　不要随意揉搓眼睛！越揉结膜会越水肿、充血，会越痒越揉，越揉越痒，形成恶性循环。此外，因为角膜上皮是眼睛的护身符，揉眼会破坏角膜上皮这层天然屏障。细菌将趁虚而入导致感染，引发角膜炎，甚至溃疡、穿孔，最后导致失明。

为什么冷敷而不热敷？热敷使局部温度升高，血管扩张，促进血液循环，促使分泌物增多，症状加重，因此，不能热敷。冷敷可降低眼部局部温度，降低过敏细胞活性，减少过敏化学物质释放，减缓过敏症状。

（4）如果出现过敏反应，应及时到医院就诊　如果致敏原已经明确，可以考虑使用脱敏治疗。

（5）局部及全身用药 春季角结膜炎是一种自限性疾病，短期用药可减轻症状，长期用药则对眼部组织有损害作用。常用的有糖皮质激素、抗组胺药、肥大细胞稳定剂、非甾体抗炎药及血管收缩剂、人工泪液等。对于长期过敏性结膜炎患者，特别是季节过敏性结膜炎患者，可在春夏季来临前用一些肥大细胞稳定剂滴眼液，如色甘酸钠等，起到预防的效果。对于春季角结膜炎伴发的葡萄球菌睑缘炎和结膜炎，要给予相应治疗。遵医嘱按时、按量用药，切不可随意增减药物或停用。

（6）少看电视、少玩电子游戏 长时间使用电子视屏终端会刺激眼睛，容易加重眼干、眼红、眼痒的症状。

（7）健康生活三部曲 乐观积极的心态、规律的生活作息、健康合理的饮食。

翼状胬肉的发病原因和临床表现有哪些？ 05

翼状胬肉俗称“胬肉攀睛”“攀睛眼”“云膜”等，指睑裂部肥厚的球结膜及其下的纤维血管组织呈三角形向角膜侵入，是一个异常的结膜皱襞。因其外形很像昆虫的翅膀，而被称为翼状胬肉。翼状胬肉多在睑裂斑的基础上发展而成，发生部位总是在睑裂部，多为鼻侧，少数为鼻侧和颞侧都有。

（1）发病原因

1）身体因素：要考虑到遗传、营养缺乏、泪液分泌不足、过敏反应及解剖因素等。

2）环境因素：外界刺激，如眼部长期受到风沙、烟尘、热、日光、花粉等过度刺激，尤其是海员、砂石工人等长期户外劳动者，在上述刺激因素作用下角膜缘部结膜血管或结膜上皮组织发生非感染性慢性炎症，组织增生、成纤维细胞增殖、淋巴细胞和浆细胞浸润，这是翼状胬肉形成的一系列过程。

（2）临床表现

1）患者多无自觉症状或仅有轻度不适。

2）在胬肉伸展至角膜时可由于牵拉而产生散光，引起视力下降。

3）胬肉深入角膜表面生长，遮蔽瞳孔，可造成视力障碍及外观影响。

4）当胬肉较大或手术后复发时，发生睑球粘连可影响眼球运动。

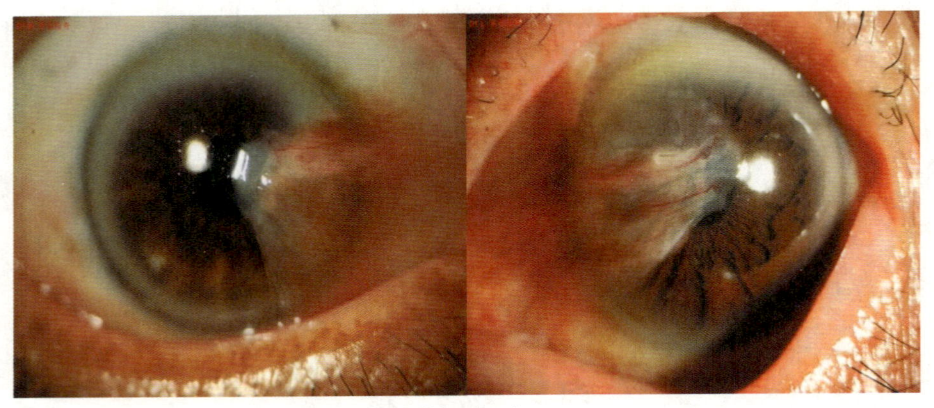

翼状胬肉

06 单纯疱疹病毒性角膜炎危险因素和临床表现有哪些？

病毒性角膜炎是较常见的角膜疾病，在人群中发病率高，病情发作时常引起视力下降，反复发作可导致角膜永久瘢痕，即黑眼珠上的“白块”。病毒性角膜炎的特点是无法完全治愈且反复发作。原因是首次患病后病毒潜伏在神经中，当自身免疫力下降时便极易发作。引起角膜感染的病毒种类众多，最常见的是单纯疱疹病毒。单纯疱疹病毒性角膜炎属于一种由单纯疱疹病毒（herpes simples virus，HSV）感染引起的免疫反应，患者首次感染常见于幼儿，常见全身发热、耳前淋巴结肿大、唇部或皮肤疱疹，眼部受累不易察觉，常自行好转，很少影响视力。病毒性角膜炎复发时常有明显的刺激症状，如畏光、流泪、眼睛酸痛等。此外，透明的角膜因炎症导致水肿、混浊，

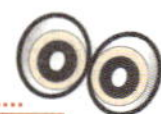

从外观看“黑眼珠发白”，发病时还常出现视物模糊。病毒性角膜炎反复发作后角膜混浊会逐次加重，最终导致失明，故患者应当增强免疫力，避免疾病发作。如病情发作，应及时到正规医院接受规范的抗病毒、抗炎治疗。

目前，临床上对于病毒性角膜炎的发病机制尚不明确，多认为与炎症反应、病毒感染等引发的自身免疫反应有关。患者对病毒产生抗原反应，进而引发疾病发作。经规范治疗后，虽然患者的发病症状已消失，但是病毒仍潜伏在神经中，一旦免疫力降低，便极易发作。比如熬夜、抽烟、喝酒、节食等不良习惯均可造成免疫力下降，如遇到发热、疲劳、紫外线照射、外伤、精神压力、月经以及其他免疫力下降时期，病毒性角膜炎就极易复发。

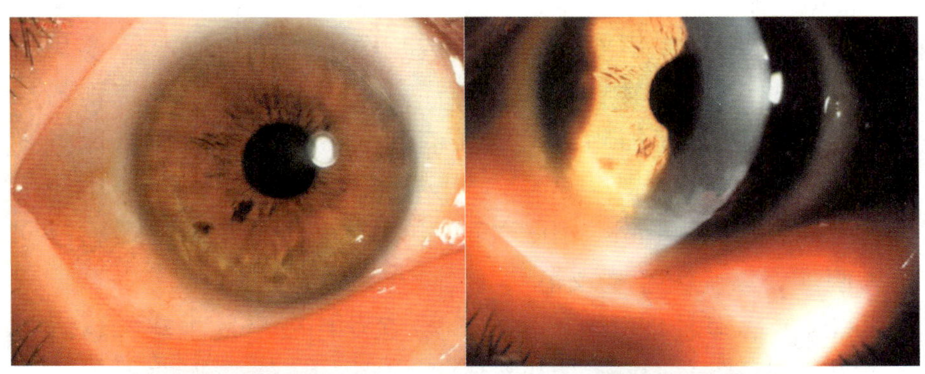

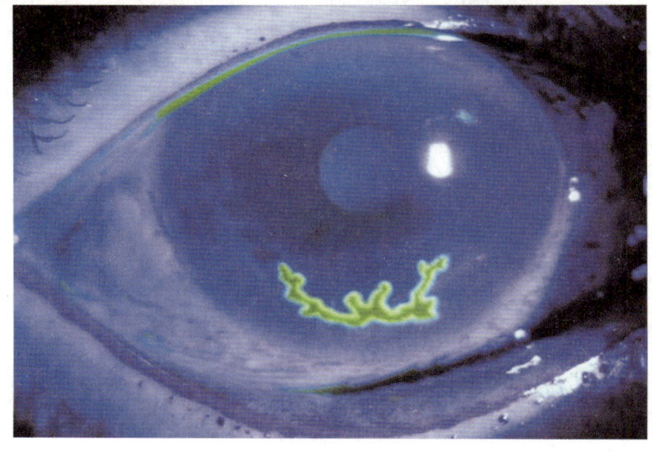

病毒性角膜炎

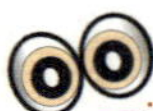

07 该如何预防及护理单纯疱疹病毒性角膜炎？

（1）健康教育　因本病容易反复发作，故“知识”是对抗单纯疱疹病毒性角膜炎的“法宝”。患者及家属应多了解单纯疱疹病毒性角膜炎方面的知识，以及该疾病的预后情况。积极学习预防该疾病的方法、抗病毒药物的作用及其可能出现的并发症。多参加单纯疱疹病毒性角膜炎的专题讲座，提升对单纯疱疹病毒性角膜炎的认识。

（2）饮食护理　平时应以高维生素、高蛋白、富含膳食纤维、易消化且清淡饮食为主，要忌烟酒，忌食辛辣、刺激的食物。

（3）眼部治疗及护理　严格遵医嘱治疗，正确滴眼，从而保证药物的药效。不要用手揉眼或用不洁物品擦眼，不要用力挤眼、咳嗽、打喷嚏。在睡觉时注意不要压迫患眼，否则易导致患眼发生淤血，加剧病情。在滴滴眼液时身体应尽量保持平躺，不要让滴眼液流进健眼，滴完后不要立即抬头，要压迫泪囊区 2～3 分钟。此外，由于病毒较容易发生传染，要严格遵守隔离制度，以免发生交叉感染。

（4）心理护理　由于该病容易复发且极易发生感染，医务人员及患者家属要主动与患者沟通交流，减轻患者的担忧，告知患者单纯疱疹病毒性角膜炎的治疗方法，以及可能出现的相关情况。鼓励患者要放松心情，减缓紧张、焦虑。

（5）院外治疗指导　眼睛有任何异常感觉应立即到医院检查，患者的及时复查十分必要。特别是使用激素的患者，要严格按照医嘱用药，不能擅自减药或停药。同时，患者在滴滴眼液前要保证双手清洁，注意眼部卫生，多休息，避免疲劳和精神过度紧张。患者平时要积极锻炼身体，增加免疫力，只有疾病被治愈且医生允许停药时方可停药。

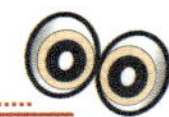

08 大疱性角膜病变的危险因素和临床表现有哪些？

大疱性角膜病变指各种原因引起的角膜内皮细胞密度生理性下降和（或）功能障碍，以致无法维持正常角膜的生理功能而出现的临床征象，如角膜水肿、角膜上皮大疱、眼痛及视力障碍等。病变的早期，大部分患者自诉晨间视物模糊，眼部有异物感，一般在下午视力明显提高，眼部异物感症状消失。晚期因角膜表面水疱，异物感加剧，当水疱破裂时，角膜上皮下神经丛裸露，患者眨眼即出现疼痛。角膜上皮的大疱反复破裂修复，疼痛周而复始，非常痛苦。如在角膜大疱破裂时继发眼部感染，极易出现角膜溃疡。

该疾病发生可能与以下几类因素相关。

（1）机械性损伤　①内眼手术，如白内障手术或青光眼手术，术中内皮损伤，故术前需仔细检查内皮细胞情况。②眼球的钝挫伤、震荡伤，在眼内形成冲击波或直接挤压内皮细胞，造成角膜内皮细胞损伤。

（2）眼部疾病　①长期高眼压致角膜内皮细胞功能失代偿。②虹膜植入性囊肿：眼内虹膜表面囊肿生长压迫角膜内皮造成角膜内皮细胞损伤。③单纯疱疹病毒性角膜炎(内皮型)：未及时控制内皮炎症，造成内皮细胞大量死亡。④前葡萄膜炎：因炎症反复发作，内皮被炎症细胞反复刺激，内皮细胞功能下降，数量明显减少。⑤虹膜角膜内皮综合征：为原因不明的周边虹膜向前粘连至内皮面，导致角膜内皮细胞功能失代偿的眼病。

（3）化学因素　眼内手术过程中，注射对角膜内皮细胞有毒性的药物。

（4）与遗传有关的眼病　如 Fuchs 角膜内皮细胞营养不良等。

（5）其他原因　不明原因的眼前节毒性综合征可造成角膜内皮细胞功能失代偿。这可能与眼内接触的药物的成分、浓度等变化有关。毒性反应长时间损伤角膜内皮细胞可致角膜内皮细胞功能失代偿。

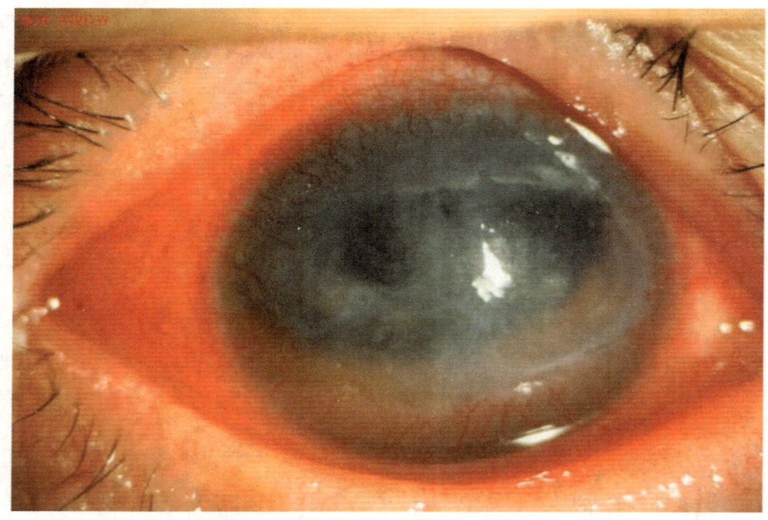

大疱性角膜病变

09 暴露性角膜炎的危险因素和临床表现有哪些?

暴露性角膜炎是因角膜失去眼睑保护而暴露在空气中，导致角膜上皮干燥、脱落，继发角膜炎。本病通常发生在各种原因造成的眼睑闭合不全患者中。

（1）危险因素　目前已发现了许多可能导致暴露性角膜炎的危险因素，如眼睑缺损、眼球突出、睑外翻、手术造成的眼睑闭合不全等。此外，也可见于面神经麻痹、深度麻醉或昏迷的患者。

（2）临床表现　早期病变多位于中下1/3角膜。初期角膜、结膜上皮干燥、粗糙，暴露部位的结膜充血、肥厚，角膜上皮逐渐由点状糜烂融合成大片的上皮缺损，新生血管形成。继发感染时则出现化脓性角膜溃疡的症状及体征。

10 如何预防及护理暴露性角膜炎?

暴露性角膜炎是一种潜在威胁视力的疾病，在角膜病患者

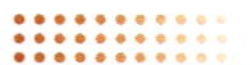

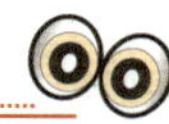

当中并不罕见，因此暴露性角膜炎的治疗及预防非常重要。

（1）保持眼睑闭合　这是预防暴露性角膜炎最重要的措施。帮助眼睑闭合对预防和治疗暴露性角膜炎具有重要作用。目前临床上仍在使用胶带、薄膜帮助闭合眼睑，或者用盐水、凡士林纱布覆盖眼睑形成物理屏障等方法保护角膜 。对于眼睑闭合不全且瞬目（眨眼）反射较弱的患者，应强调保持眼睑闭合的重要性，适时的眼部覆盖盐水或凡士林纱布能够预防暴露性角膜炎的发生 。

（2）保持眼部清洁，避免感染　保持眼部清洁是眼部护理的重要方面，保持面部皮肤特别是眼部清洁可明显降低微生物的繁殖力。目前国内常规使用的眼部清洁溶液为生理盐水（0.9% 氯化钠注射液），用无菌生理盐水纱布由内眦向外眦清除眼部的分泌物和异物，若分泌物较多，可酌情提高清洁频次。但在冲洗液的选择上，国内外还没有达成一致的意见。国内大部分医院仍选择用生理盐水清洁眼部，而国外学者发现眼表应用生理盐水后泪液的蒸发加快，可能会加重角膜干燥，从而造成眼部损伤，故推荐使用灭菌水来清洁眼部。总之，保持眼表清洁能够在一定程度上预防暴露性角膜炎的发生。

（3）保持眼部湿润　据统计，正常人平均每分钟要眨眼十几次，不自主地眨眼其实是一种保护机制，它能使泪水均匀地分布在角膜和结膜上，保持角膜和结膜湿润，防止其干燥。同时泪液中含有免疫球蛋白、溶菌酶、乳铁蛋白和补体等，在抑制细菌生长的同时也可润滑眼球表面。除眨眼以外，还可以使用人工泪液、眼部润滑剂、眼药膏，以及聚乙烯酰胺水凝胶等药物保持眼部湿润。在保护设备方面，可以使用护目镜、眼罩等，其形成的物理屏障使眼球避免暴露于干燥的环境中，对于预防暴露性角膜炎的发生有一定的疗效。

（4）控制好周围环境的温湿度　周围环境的温湿度对暴露性角膜炎的发生也有很大影响。当环境温度高于 25 ℃、湿度低于 35% 时，可增加皮肤及眼表水分蒸发，诱发暴露性角膜炎。

据研究，调节室温在 18～22 ℃，夏季湿度保持在 50%～70%，冬春季在 70% 左右，可有效减少角膜水分蒸发，预防暴露性角膜炎的发生 。

（5）做好心理护理　对于患有眼睑闭合不全的患者，要观察患者有无心理异常的表现，鼓励患者表达对面部形象改变的自身感受和对疾病愈后担心的真实想法，帮助他们克服急躁情绪和害羞心理，正确对待疾病，积极配合治疗。同时，与患者谈话时应尽量语言柔和、态度亲切，帮助患者树立战胜疾病的信心。

11 什么是干眼？

干眼，大多数人会认为就是眼睛干涩，这也能称为一种疾病吗？多眨眨眼不就好了吗？如果你是这样想，那就错了。干眼不仅是一种疾病，而且任其发展下去还可能引起严重的后果。在目前的干眼全球专家共识中，干眼被定义为以泪液稳态失衡为主要特征并伴有眼部不适症状的多因素眼表疾病，泪膜不稳定、泪液渗透压升高、眼表炎症与损伤，以及神经感觉异常是其主要病理生理机制。

干眼患者眼部有干燥感、异物感、烧灼感、疲劳感、不适感、视疲劳或视力波动等主观症状，但不是所有的干眼患者都有这些症状，也有个别患者会伴有畏光、眼痒、眼红、眼痛等症状。由于一些表现与结膜炎或角膜炎的表现相似，常被误诊。

12 人为什么会得干眼？

具体的病因尚不清楚，但研究表明目前能够引起干眼的危险因素很多，下面列举部分常见的危险因素。

（1）环境　长期在城市居住，强烈光线照射，空气干燥，使用暖炉、空调等设备，以及在高海拔地区生活，可造成泪液

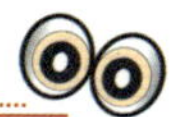

蒸发加快。

（2）生活习惯 长期近距离用眼、熬夜失眠、常吃辛辣食物、吸烟、饮酒、营养不均衡、眼部化妆清洁不彻底、文眼线等。

（3）隐形眼镜 隐形眼镜也会加速泪水蒸发和引起相关的干眼症状。经常戴隐形眼镜容易刮伤角膜，干眼会导致蛋白质在镜片上沉积，刺激眼睛，产生疼痛、感染或者对隐形眼镜药水产生过敏反应。

（4）年龄 年龄增大后腺体分泌功能减退，如睑板腺功能减退、泪腺分泌减少等。

（5）性别 由于雌、孕激素的波动会影响泪液分泌，女性容易在月经前、孕期、哺乳期和围更年期出现干眼。

（6）眼部药物 频繁使用含防腐剂的眼药。

（7）眼部相关疾病及手术史 各种结膜炎症、翼状胬肉、烧伤、眼睑闭合不全、各种眼表手术等。

（8）全身性疾病 糖尿病、免疫性疾病如干燥综合征、其他全身性疾病。

角膜移植术有哪些？ 13

角膜移植术是一种用健康角膜组织替换患者混浊、变性、感染等病变的角膜，达到恢复解剖结构和改善外观、治疗角膜疾病、控制感染，甚至改善患眼视力的治疗手段。根据病变的具体情况不同，可采取各种形式的角膜移植，比如部分或者全部穿透性角膜移植术、板层角膜移植术、角膜内皮移植术等。由于角膜的特殊结构，角膜移植术的成功率比较高。

（1）穿透性角膜移植术 穿透性角膜移植术是以全层健康透明角膜代替全层病变角膜的手术方法。临床上适用于以下角膜病：①角膜变性或营养不良。②各种原因所致的角膜白斑、角膜混浊。③各种药物不能控制的感染性角膜炎、角膜溃疡或角膜穿孔，如病毒性角膜炎、真菌性角膜炎、细菌性角膜炎、棘阿米巴角膜炎。④圆锥角膜。⑤角膜血染。⑥严重的角膜外伤、化学伤。⑦后弹力层膨出，角膜瘘。⑧角膜内皮功能失代偿、大泡性角膜病变。

（2）板层角膜移植术　板层角膜移植术是进行部分厚度的角膜移植，如角膜病变未侵犯角膜全层，角膜深层及内皮生理功能健康或可复原者，均可考虑板层角膜移植术。术中去除角膜浅层的病变组织，留下深层健康组织作为移植床。移植床通常很薄，为角膜全层厚度的1/5～1/4，甚至仅留后弹力层和内皮层。临床上适用于以下角膜病：①未达角膜全层的混浊。②进行性角膜炎或溃疡、角膜瘘、角膜肿瘤，以及一些条件差不能做穿透性角膜移植的眼球，为改良角膜条件先做板层移植。

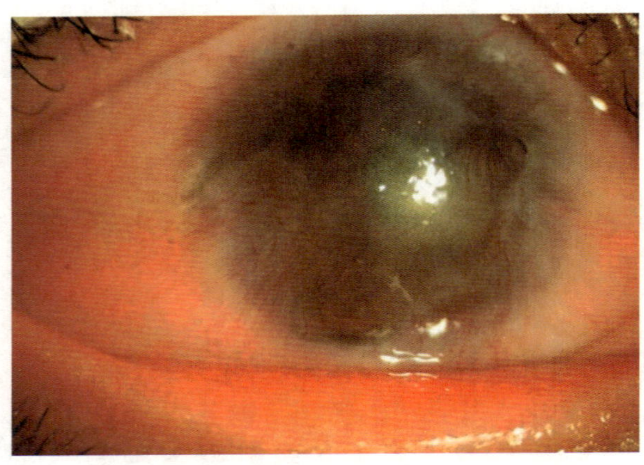

角膜移植前

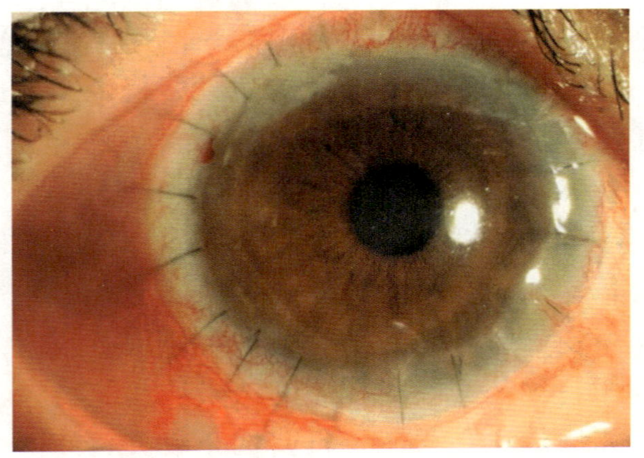

角膜移植后

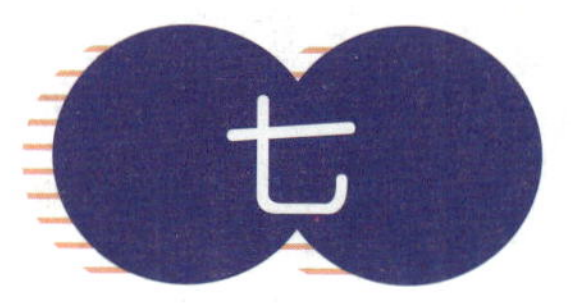

屈光不正及老视

为什么现在近视的孩子越来越多？ 01

遗传和环境是影响近视发生的两个重要因素。特别是高度近视具有一定的遗传倾向，父母均近视的孩子近视发生率比父母一方近视或父母均不近视的孩子近视发生率高得多。环境因素：现代社会随着科技的发展，越来越多的孩子过早地接触电子产品，长期近距离用眼导致眼球过度发育。另外，缺乏户外运动也可能导致近视的发生和发展。

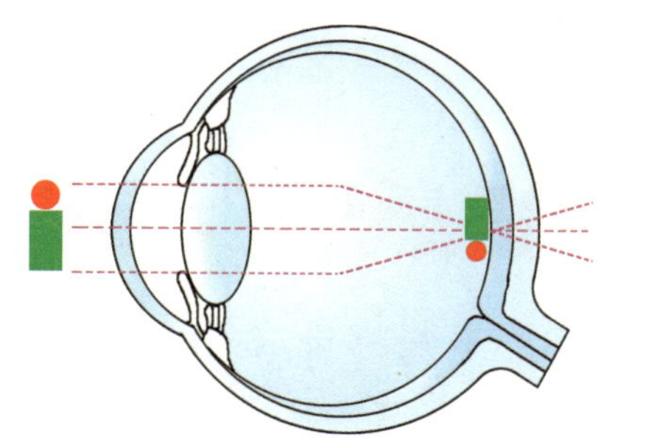

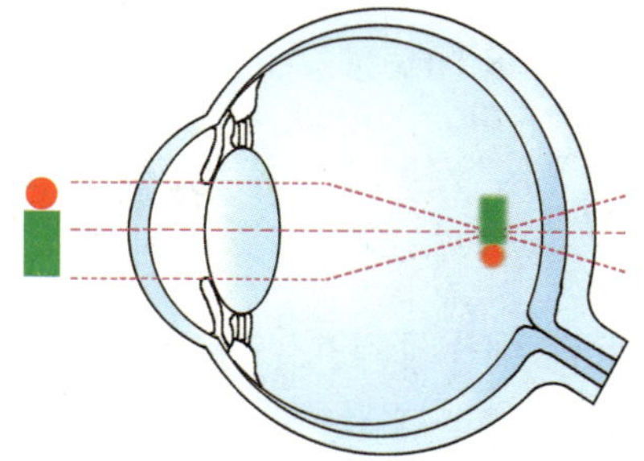

正视与近视

02 验光一定要到医院吗?

近视发生了，建议一定要到正规的医院就诊。先要通过一系列检查排除可能引起视力下降的其他原因，之后要进行散瞳验光。儿童眼睛调节能力很强，将睫状肌麻痹后，才能显示真正的度数。特别对于年龄小、高度远视、散光，以及复杂屈光状态的儿童还需要用阿托品散瞳验光，以求得准确的度数。鉴于散瞳前要经过一系列的眼科检查，如眼压测量等，特别是对于度数增长快的儿童还要进行角膜地形图检查和眼轴测量，这些都是眼镜店不具备的条件，所以家长还是尽量带孩子到医院正规验光。

03 远视是不是看得越远越清楚?

与近视相比，远视常常不容易引起家长的注意。远视并不是看得越远越清楚，也会影响视力，并且多有视疲劳症状，特别是中高度远视，症状更明显。孩子在阅读、画画、写字等近距离工作时，如出现头痛、呕吐等现象，要引起重视，这很可能是远视的症状。每个孩子出生时都有生理性远视，随着年龄的增长会逐渐降低度数，但远视度数过高会影响视力，可能造成弱视，特别是左右眼度数一高一低，更容易导致弱视。轻度的远视不需要戴眼镜，会随年龄增长消失，但严重的远视，要及时戴矫正眼镜。

04 儿童验光必须散瞳吗?

每到节假日，带孩子来验光配镜的家长都排成了长队。眼科医生检查后要求孩子散瞳验光，对此许多家长都会有些疑问：散瞳会不会对眼睛有伤害？我们要了解医生为什么要让孩子散瞳验光。儿童由于处在生长发育的阶段，眼睛调节力很

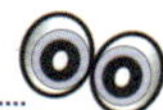

强。散瞳的实质是使眼睛的睫状肌完全松弛，放松调节，以了解眼睛真正的屈光状态。我们的眼睛就像一架“自动变焦”的照相机，通过睫状肌的收缩与舒张及晶状体的弹性改变实现既能看近又能看远。儿童由于近距离用眼过多，睫状肌的调节作用可使晶状体变凸，屈光力增强，有时在短时间内调节无法放松，验光时如果不麻痹睫状肌，不能把调节性近视（即所谓的假性近视）成分除去，从而影响结果的准确性。

什么是假性近视？ 05

每到假期，到医院检查眼睛的孩子都会成倍增加，经过一系列检查，有些孩子被告知已经是真性近视，需要戴眼镜，而有些则是假性近视。那么，什么是假性近视？如何防止假性近视转变为真性近视呢？假性近视又称为调节性近视，指在常态下为近视，使用调节麻痹药物后近视消失，呈现为正视或远视的情况。通俗来讲，是指孩子表现为视力下降，在医院用阿托品等药物扩瞳后，用小孔镜检查视力又恢复的情况。我国青少年近视中部分为假性近视，假性近视无须戴镜，定期复查即可。如果散瞳验光后仍表现为近视，说明是真性近视，就需要进行矫正了。

孩子散瞳验光后为什么要避免外出？ 06

孩子散瞳后，由于进入眼睛的光线相对增多，会出现怕光的情况，所以应避免强光刺激，尤其避免太阳光直射眼睛，必须进行户外活动时应戴遮阳帽或太阳镜。另外，散瞳后眼睛会失去看近处时所必需的调节功能，应避免近距离用眼，如看书、写字及使用电脑等。由于视近模糊，对低龄儿童要注意看护，以免碰伤。上述情况会在停药后一段时间恢复正常。

07 近视了到底该不该戴眼镜？

有些家长对近视的认识存在误区，认为眼镜一旦戴上会加速近视的发展，从而对配镜存在抵触心理，转而寻找一些使用治疗仪、按摩等保守治疗措施。对于假性近视，上述措施确有一定效果，但对于必须配镜的真性近视却是毫无治疗意义的。近视度数的进展与遗传和环境因素有关系，与眼镜毫无关系。配上合适的眼镜，可以改善远视力，对工作和学习都有极大的便利，还可以减少眼睛疲劳，对眼睛是很有好处的。

08 睡一觉就可以改善视力的“黑科技”是什么？

这种“黑科技”就是角膜塑形镜。角膜塑形镜是一种具有控制近视进展作用的特殊类型的接触镜。它通过对角膜产生一定的压迫让角膜前表面变得更平坦，从而降低眼屈光力。利用角膜形态上的记忆，摘下镜片后，角膜中心部仍能在一定时间内维持较平的形态，使进入眼内的光线刚好聚焦到视网膜上，从而达到改善视力的目的。晚上戴镜睡觉8～10小时，白天即可获得清晰视觉，适用于年龄大于8岁、近视度数增长过快的青少年。但由于角膜塑形镜直接接触角膜，对护理的要求高，其摘戴均需在家长的监督下进行，且需要定期到医院随诊。

09 戴隐形眼镜的人怎样保护眼睛？

近视的人群中，很多人出于美观的需要选择了佩戴隐形眼镜，即角膜接触镜。佩戴隐形眼镜时有哪些注意事项呢？①选择透氧性高的接触镜，定期更换镜片：长时间佩戴的镜片表面污染较重，会引起视力下降、眼部刺激、炎症甚至感染等，尽量选择抛弃型等短期应用产品。②减少佩戴时间：每天佩戴4～6小时，严禁佩戴接触镜过夜，长时间或夜间佩戴可导致角膜代

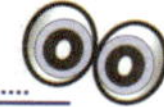

谢供氧不足，容易导致炎症，引起眼红、眼痛等情况，应及时就医治疗。另外，在感冒、发热、疲劳等情况下，机体对病原菌抵抗力差，也应该停止佩戴。③佩戴接触镜的人群会发生干眼，顾名思义就是觉得眼睛干涩、有异物感和烧灼感，需要适当应用人工泪液给眼睛补充水分。④一定要注意眼部卫生和护理清洁：佩戴、摘除前应使用温和、无护肤物质的肥皂清洗双手，使用专用护理液，轻柔操作；遇到镜片与角膜黏附较紧时，可先滴润眼液，待镜片松动后取出，不可强行操作，以免划伤角膜。

为什么有些人的近视度数一直增长？ 10

生活中有一些人近视度数每年都在增长，视力也很差，为什么他们的近视度数一直增长？要了解这个问题，我们要明白一个概念，即病理性近视。病理性近视是相对于单纯性近视而言的。单纯性近视度数较低，在眼球发育成熟后近视度数稳定，眼底无明显损害。病理性近视有以下几个特点：遗传因素占主导；近视出现早，近视度数随年龄增长而不断增加；度数高，常在 -10.00D 或更高；戴镜视力欠佳，往往达不到正常；部分伴有眼底病变。如果存在近视度数一直增长的情况，应及时就诊，尽早干预控制。

为什么高度近视的人不能做剧烈运动？ 11

假如把眼球看成一个“气球”，那随着近视度数的增长，这个“气球”也会越来越大，球壁越来越薄，越容易破。近视会导致眼轴增长和玻璃体腔扩大，同时玻璃体由凝胶状变成液态，也常和视网膜发生粘连，当头部受过多震动或剧烈运动时，玻璃体动荡增加，视网膜常受到牵引而出现裂孔，进而形成视网膜脱离。了解了以上道理，就知道高度近视的人为什么不能做剧烈运动了。

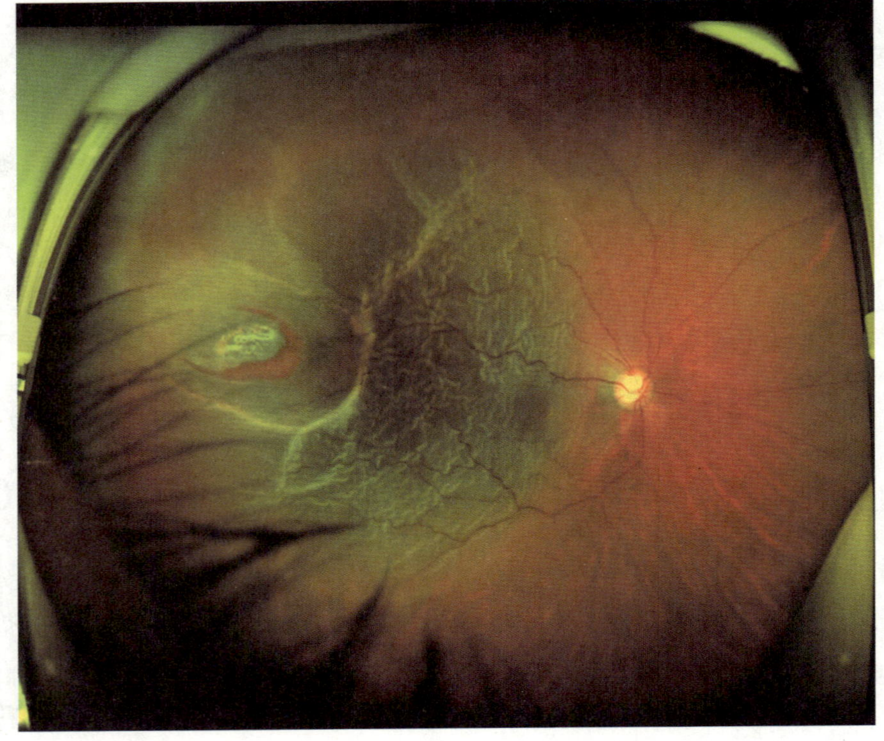

视网膜脱离

12 怎样控制近视发展？

①每天进行至少2小时的户外活动，注视远方，使睫状肌松弛，达到放松调节的目的，降低近视的发病率。②保持正确的读写姿势，书与眼睛的距离保持30～45厘米；阅读、看电视、玩手机，用眼30分钟后休息10分钟。③培养正确的用眼习惯，不要在弱光下看书、写字，照明灯应在50瓦以上，不躺在床上及车内阅读，以免距离过近，增加调节负荷；同时所阅读图书应该字迹清晰、纸张白净。④保证充足睡眠，避免熬夜，使眼睛得到充分的休息。⑤平衡饮食，避免高糖摄入，营养均衡，优质蛋白及粗粮均应兼顾。⑥使用调节麻痹药解除睫状肌的调节张力，如阿托品、托吡卡胺等滴眼液。

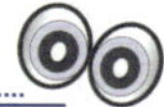

13 什么是老花眼？

人的眼睛就像是一部自动调焦的照相机，通过调节使看远看近都清楚。

随着年龄增长，如同身体的衰老一样，眼睛也会发生衰老，调节力逐渐减退。老花眼又叫老视眼，是老年人眼睛调节功能下降的一种表现。一般40岁以上的人，晶状体的弹性逐渐降低并趋于硬化，睫状肌变薄，调节功能减弱。看近处物体时，晶状体不能变凸，物像不能聚焦在视网膜上，清晰度越来越低，近点逐渐远移。看书时，要把书拿得远一些，或者光线充足一些才能看清楚，这些情况就是老视的表现，是跟年龄相关的一种生理情况。老视的人如果不佩戴合适的老花镜，看近时会引起眼胀、眼痛、头痛等视疲劳症状。

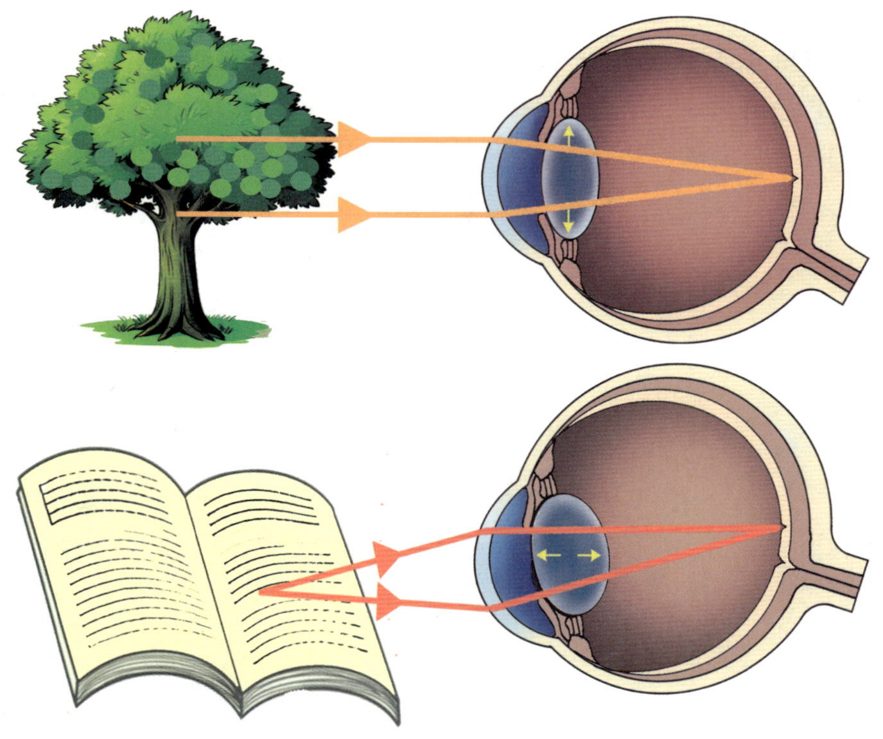

眼睛看远看近的调节

14 老花眼与远视有什么区别？

很多人都把老花与远视看成是一回事，因为它们都有看东西不清楚的表现，需要用凸透镜来矫正，但这种说法是不对的。老花与远视根本不同，二者有本质上的区别。老花是随着人年龄的增长而出现的一种生理变化，是机体发生衰老的现象之一；而远视则是眼部的一种疾病，属于屈光不正的一种。远视眼的眼球前后径比正常眼短，平行光线进入眼内后，聚焦在视网膜的后边，因此看远处或近处物体均不清楚。老花眼没有眼球前后径变短的问题，它是由眼球某些结构的衰老，造成调节力减弱所致，是机体衰老引起的。老花时左右两眼的老化程度是一致的；而远视由于是病理改变，所以会出现单眼或双眼不同程度远视的情况。老花的出现年龄一般在40岁以上，而且配镜只是用来看清近处的物体；远视的发病则没有年龄界限，所用的矫正眼镜是用来看清远处物体的。所以，老花与远视是完全不同的两码事，两者机制不同，临床表现及配镜的原则也不一样，应当加以区别。

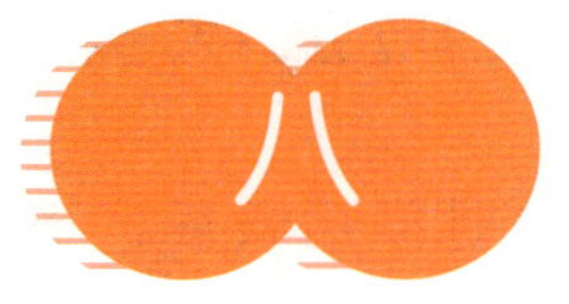

斜视与弱视

斜眼是咋回事？ 01

斜眼在医学上被称为斜视，是指一只眼看东西时，另一只眼不能同时注视目标。我们平时说的“斗鸡眼”就是斜视的一种。如果孩子看东西歪头、一见光就眯着一只眼睛、喜欢仰头或低头看东西、眼睛向上翻等，孩子可能存在斜视，应到医院就诊。

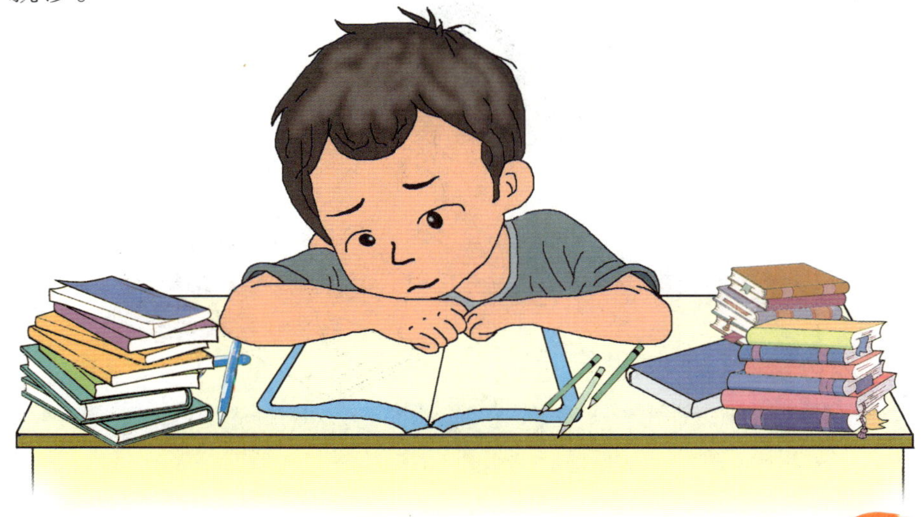

02 斜视的症状有哪些？

（1）视觉疲劳　长时间用眼后常出现头痛、眼睛痛、畏光，这是由于持续使用神经肌肉的储备力而引起眼肌疲劳。

（2）影响阅读　阅读时出现字迹模糊不清或重叠、串行，有时可出现间歇性复视。有的患者觉得用单眼看反而清晰，双眼看却觉得模糊。

（3）立体感差　不能精确地判定空间物体的位置和距离。

03 斜视的危害有哪些？

①引发单眼的弱视。②立体视觉下降或消失。③由于斜视度数小，患者总想依靠融合功能去控制斜视，因此视疲劳加重，近视度数增长过快。④严重的视疲劳症状。出现眼痛、头痛，甚至是恶心、眩晕、失眠等。⑤还有一些麻痹性斜视的患者，由于眼肌麻痹，视物成双，为克服复视，采用偏头、侧脸、抬颏等特殊的头位来补偿，医学上称为“代偿头位”。这对儿童来说，不仅影响美观，而且导致全身骨骼发育畸形。⑥影响美观，导致自卑。

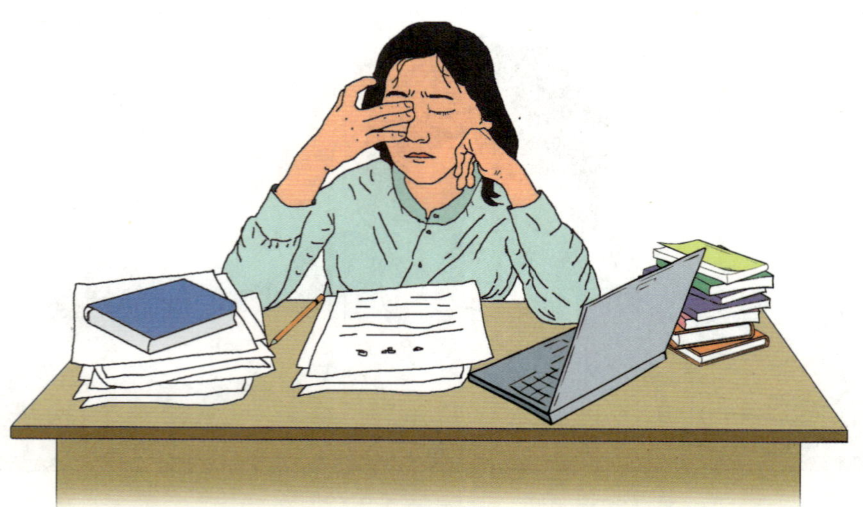

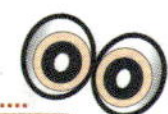

为什么儿童时期易发生斜视？ 04

主要原因有以下几点。

（1）发育不完善　儿童，尤其是婴幼儿，如有高度屈光不正和屈光参差、视网膜黄斑发育异常，以及黄斑疾病、视传导通路疾病，不能形成双眼单视就会发生斜视。5 岁前双眼单视功能未完善期间，是儿童斜视的高发期。

（2）先天异常　这种斜视多由先天发育异常所致。此外，也有遗传因素，一般出生 6 个月内就可发生斜视。这种情况不具备建立双眼视物的基本条件，对视功能的发育危害最大。

（3）眼球发育特点　由于儿童多为远视眼，想看清物体就需要更多的调节力，容易引起内斜视。这种内斜视称为调节性内斜。

（4）其他原因　眼球运动中枢控制能力不足。

视力好的儿童会患斜视吗？ 05

视力好的儿童仍然有患斜视的可能。因为这些儿童的双眼可以交替注视，虽有斜视，但并不影响双眼的视力发育。但值得注意的是，他们虽然视力好，但自幼眼位偏斜，多丧失了双眼单视功能，这类斜视仅靠戴眼镜等非手术治疗多没有效果，应及早手术，以期术后增加获得双眼视觉的可能性或获得周边融合的机会。

儿童斜视发病年龄与疗效有什么关系？ 06

儿童斜视发病年龄不同，疗效也不大一样。斜视发生越早，对双眼视觉发育影响越大，疗效越差；斜视发生越迟，双眼视觉发育越充分，疗效越好。发病早期，有间歇期的斜视较没有间歇期的斜视疗效要好。儿童外斜视比内斜视疗效好。

07 为什么儿童斜视要早期发现、治疗？

儿童时期任何影响双眼视觉的障碍均可导致斜视，而任何斜视都会导致双眼视功能丧失。这个时期双眼视功能形成不稳定，容易丧失也容易恢复，如果一发现斜视，及早就诊，尽早治疗，不但可以矫正斜视，而且可使丧失或发育不良的视功能得到恢复。反之，若延误治疗，错过视功能发育期，即使以后通过手术矫正了斜视，也仅仅是美容矫正，不能使视功能得到恢复。

08 斜视矫正眼镜最终可以摘掉吗？

对轻、中度远视（+3.00D～+6.00D）合并的内斜视，经治疗如果远视度数减少到不戴眼镜斜视眼也完全正位，视力和双眼视功能都恢复正常，这时眼镜就可摘除了。+6.00D以上的高度远视或近视为获得正常视力，即使眼位正位也需终身戴镜。

09 斜视儿童戴镜有哪些注意事项？

斜视儿童戴镜的主要目的首先是矫正眼位，其次才是提高视力。有的儿童初戴眼镜时视力不仅不提高，反而视物更模糊，有的还引起头晕、眼花等，需要一个适应过程。

眼镜配好后，必须坚持戴用，不可间断，儿童调节性内斜视一般要坚持戴用3个月至半年才可看出效果，不能操之过急。

斜视儿童戴镜后，要坚持定期到医院复查，一般情况下1～2个月复查一次。观察戴镜后斜视度的变化及视力提高情况，以便医生随时了解治疗效果，根据患儿的病情变化制订下一步的治疗方案，及时调整度数。

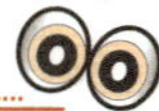

斜视手术治疗后是否还需戴眼镜？ 10

很多斜视儿童术前都戴眼镜，由于戴镜的目的各不相同，术后是否戴镜应视具体情况而定。总的原则：斜视术后视力仍未正常，戴镜能使视力提高的，术后就应继续戴镜。

术后戴镜的目的从术前的矫正斜视、治疗弱视转变为单一治疗弱视，眼镜的度数则应根据术后的眼位、矫正视力、屈光不正的性质等情况综合考虑。

是不是所有的斜视都要做手术？ 11

屈光调节性内斜视常2岁左右发病，有中度或高度远视，睫状肌麻痹剂散瞳或配戴合适眼镜可以矫正眼位，此类斜视不应手术矫正。一般每年重新验光一次，根据屈光变化决定是否调换眼镜，调换眼镜时应满足视力和眼位正常。

儿童各时期视力发育情况如何？ 12

不同年龄段的视力正常值是不同的。

（1）1 月龄　视力为光感，视野窄小，只能看见 20 厘米以内的东西。

（2）2 月龄　视野明显增大，左右眼会同时追视家长的动作，可辨认较大物形状、颜色。

（3）3 月龄　视力 0.01～0.02，能追踪眼前运动物体，也可辨别各种不同的颜色。

（4）4 月龄　视力 0.02～0.05，会看自己的手，会伸手摸看到的东西。

（5）6 月龄　视力 0.06～0.08，会看自己的手，会伸手摸看到的东西。

（6）7～9 月龄　视力 0.1，可长时间盯着一个方向看。

（7）1 岁　视力 0.2。

（8）2～3 岁　视力 0.4～0.6，3 岁即能看懂视力表，可以用视力表检查视力。

（9）4 岁　视力 0.8 。

（10）5～6 岁　视力1.0，6 岁儿童的视力发育趋向完善。

一般来说，3岁儿童视力正常值下限为 0.4，4～5 岁为 0.5，6 岁及以上为 0.7。

13 什么是弱视？

弱视指单眼或双眼最佳矫正视力低于相应年龄正常儿童，且眼部检查无器质性改变。这是一种功能性弱视，在视觉可塑期年龄，通过积极治疗，有些患儿的视力可以提高甚至达到正常，并可恢复一定程度的双眼视觉。

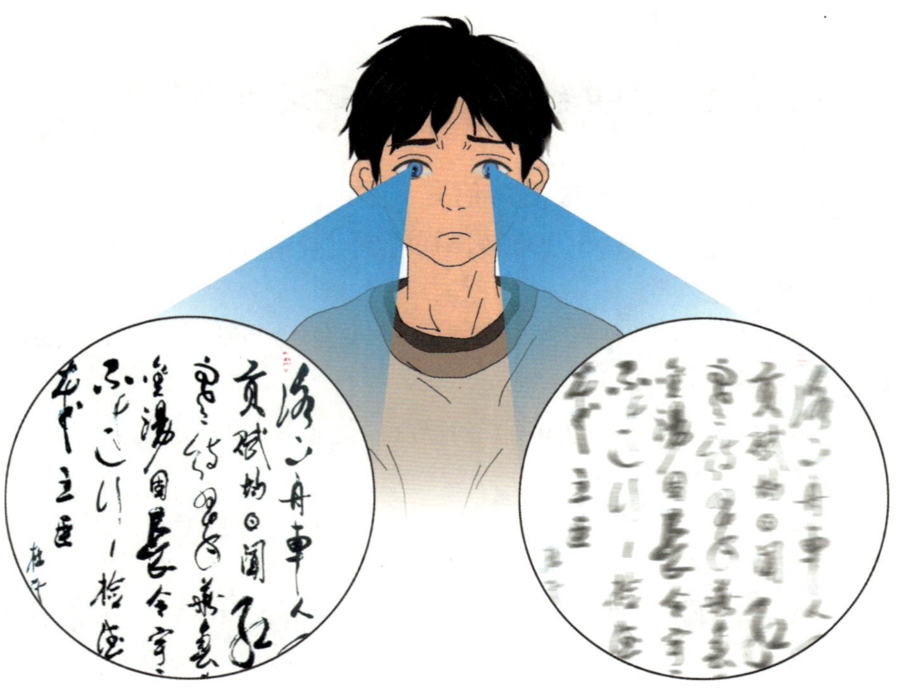

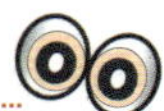

如何早期发现弱视？ 14

孩子看东西时经常眯眼、皱眉，或看东西时离得较近，应警惕孩子是否有弱视，及早到医院进行检查。

对于婴幼儿和不能配合检查视力者，可做遮盖试验，大致了解双眼视力情况：有意遮盖一眼，让孩子单眼视物，若孩子很安静，而遮盖另一眼时却哭闹不安或撕抓遮盖物，那就提示此时未遮盖眼视力很差，应尽早到医院检查。

3 岁的儿童经过简单的视力教认，绝大多数都会认视力表，所以对 3 岁左右的孩子就应该进行视力检查。检查时一定要分别遮眼检查，不可双眼同时看，防止单眼弱视被漏检。如果视力低下，3 岁以下儿童视力低于 0.4，4~5 岁视力低于 0.5，6 岁及以上儿童视力低于 0.7，则需带孩子到医院做进一步检查。

弱视有哪些危害？ 15

对于弱视儿童，弱视眼如果得不到及时治疗，视力不能提高，将严重影响学习。弱视还会造成患者立体视觉的发育障碍，使患者不能准确地判断物体的方位、位置和远近，不能从事精细的工作，不能选择如建筑、工程设计、医学、机械、美工等专业，影响患者今后的生活及职业的选择。单眼弱视还可以引起斜视，影响美观和身心健康。

弱视程度如何分级？ 16

弱视程度诊断标准参考《中国儿童弱视防治专家共识（2021年）》。

（1）轻中度弱视　最佳矫正视力低于相应年龄视力正常值下限且 ≥ 0.2。

（2）重度弱视　最佳矫正视力 < 0.2。

17 弱视分哪几种？是怎样形成的？

弱视分屈光不正性弱视、屈光参差性弱视、斜视性弱视、形觉剥夺性弱视。

弱视形成的常见原因是屈光不正（近视、远视、散光）。幼儿的眼球在发育期间，由于屈光不正，眼底黄斑中心凹的神经细胞得不到清晰物像的刺激，引起视觉发育停滞，导致视力低下，形成弱视。

另外，患高度近视的父母的遗传因素、早产婴儿眼内组织发育不完善、胎儿在母亲妊娠期内由于严重妊娠反应造成营养不良等，也可能造成弱视。弱视是一种可逆的、可以治疗的视力发育缺陷。

18 弱视的主要表现是什么？

（1）视力不良　最佳矫正视力低于正常同龄儿，经治疗可以恢复或部分恢复。

（2）屈光不正　常伴有远视、近视或散光等。

（3）斜视　可以有斜视存在。

（4）旁中心注视　部分程度较重的弱视由于视力下降显著，中心凹失去注视能力，用中心凹以外的视网膜某一点注视目标，形成旁中心注视。一般认为，视力≤0.2的弱视儿童常伴有注视性质异常，占弱视眼总数的28.5%～43.3%。

（5）拥挤现象　弱视眼对单个字体的识别能力比同样大小但排列很近成行的字体的识别力要高得多。这个现象称为拥挤现象。弱视眼在进行视力检查时，视标间隔愈疏，视力愈高，间隔愈密，视力愈低，这就是弱视眼所特有的临床表现。在给弱视儿童查视力时，常发现视力表同一排中两边的视标能看到，中间的视标看不清，可以相差1～2排以上，这也是拥挤现象。

（6）视功能损害　弱视眼有色觉功能和光觉异常，对比敏感度下降，缺乏立体视觉等。

（7）视觉诱发电位异常　图形视诱发电位（PVEP）潜伏期延长，振幅下降。

弱视有哪些治疗方法？ 19

（1）屈光矫正　矫正屈光不正是治疗弱视的最基础疗法，特别是对于屈光参差性和屈光不正性弱视。

（2）遮盖疗法　即遮盖优势眼，强迫弱视眼使用，是使用最广泛、疗效最肯定的治疗单眼弱视的方法。

（3）压抑疗法　配戴过矫的镜片加优势眼点阿托品散瞳，适用于中、轻度单眼弱视及对遮盖疗法依从性不好的儿童。

（4）其他　后像疗法、红色滤光片法、海丁格刷训练、视刺激疗法、闪烁光疗法、氦氖激光疗法等也常被用于弱视的治疗。由于单一方法的疗效有限，因此多采用两种或三种方法进行综合治疗。

目前还没有发现有确切疗效的药物或手术疗法。目前临床上应用的左旋多巴类药物治疗弱视仅仅起辅助作用。至于手术，如果是斜视性弱视可行手术治疗，但手术本身并不能提高弱视患者的视力。也就是说，没有一种手术能直接治疗弱视。

弱视治疗中家长该如何配合？ 20

家长要充分了解弱视治疗过程是缓慢的，视力是逐渐提高的。要充分认识弱视的性质和严重性，对孩子不能听之任之，以免错过最佳治疗时机。坚持定期到医院复诊，在医生指导下，根据孩子病情变化及时调整配镜度数及弱视训练的方法。

21 弱视能治愈吗？什么年龄是最佳治疗时期？

弱视能否治愈与很多因素有关，其中年龄因素非常关键，年龄越小，疗效越好。这是因为儿童在视觉发育期视功能不稳定，即容易发生弱视也容易恢复正常。另外，与弱视程度有关，轻度弱视疗效好，中度次之，重度最差。与注视性质也有关系，中心凹注视者疗效佳，周边注视c疗效差。不同类型弱视中屈光不正性弱视，预后相对较好。斜视性弱视及屈光参差性弱视，早治疗治愈率可达75%。形觉剥夺性弱视，预后不够理想。

人的视觉发育一般在12岁之前就完成了，3岁以前视觉发育最重要，称为关键期，3~12岁为敏感期，也是治疗弱视的最佳时机。一旦弱视儿童超过12岁，治疗效果会大打折扣。

22 大龄儿童弱视治疗还有意义吗？

治疗弱视，年龄因素非常关键，年龄越小，疗效越好。但弱视训练也不必拘泥于12岁的年龄限制，实践证明，对12岁以上弱视患儿系统治疗也不乏良好效果者。

23 什么叫遮盖疗法？

遮盖疗法是简单易行的治疗弱视的基本方法。可单独应用或与其他训练并用。

遮盖疗法可通过遮盖优势眼，强迫使用弱视眼，消除来自优势眼对弱视眼的抑制；能阻断两眼视网膜异常对应关系，重新调整和建立两眼正常视网膜对应及两眼相互协调关系，努力恢复双眼视功能。

遮盖疗法的注意事项如下。

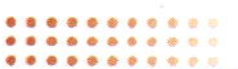

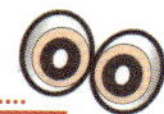

（1）遮盖的是优势眼，切记不要弄错眼别。

（2）遮盖越严格、越彻底，视力提高越快。在遮盖训练时要防止孩子在无人时去掉眼镜，或从镜框与皮肤间的空隙尤其是鼻侧偷看。

（3）一旦开始遮盖疗法，必须加强复诊及随访观察，警惕发生遮盖性弱视。

（4）采用遮盖疗法时，应当坚持直到双眼视力均衡为止。

（5）遮盖时同时做精细作业训练：如穿针、穿珠、描图等，可明显提高疗效，缩短治疗时间。

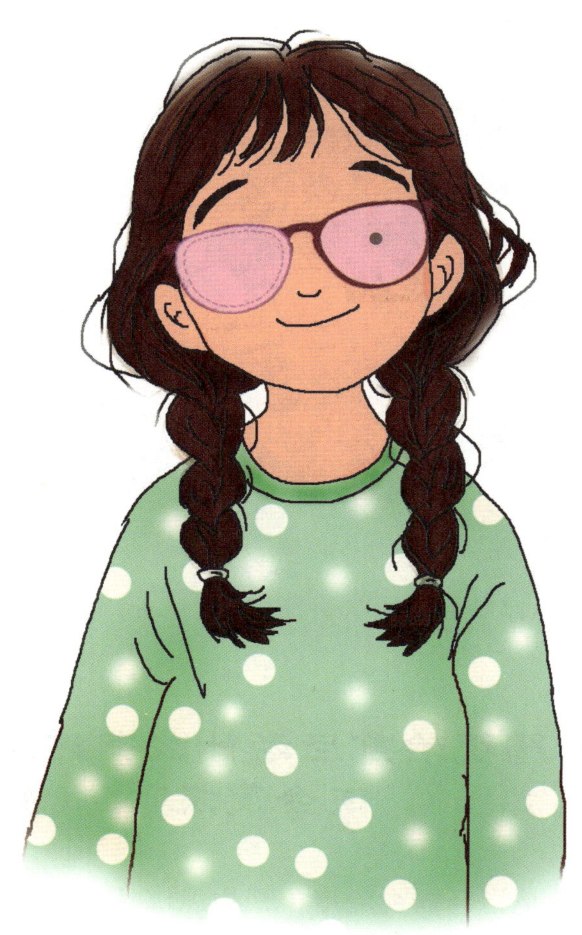

24 家长如何选择弱视的治疗方法？

治疗儿童弱视的方法有很多，如遮盖疗法、后像疗法、红色滤光片法、海丁格刷训练、视刺激疗法、闪烁光疗法等，但不管哪一种，都有其适应证及局限性，所以综合疗法比单一疗法优越。首先应睫状肌麻痹验光，了解屈光状态，配戴合适的眼镜。一眼弱视患儿，应常规遮盖健眼，给弱视眼更多的注视锻炼，配合精细目力训练（穿针、描图、绘画等）、脉冲红光刺激等。有偏心注视的弱视可选择后像疗法，转为中心注视后改为传统遮盖疗法。经治疗后如果弱视眼视力上升至0.6，可用同视机进行融合训练。

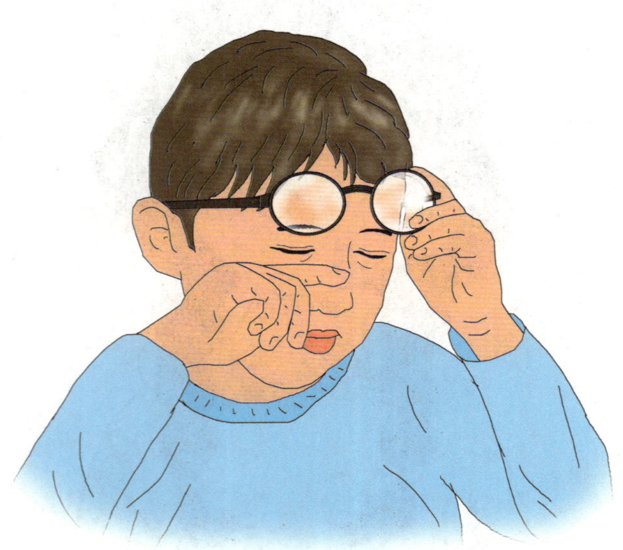

25 弱视治愈后为什么有的患儿还会复发？

弱视治愈是指经弱视治疗，视力能够达到该患儿年龄阶段对应的水平，2～3 年视力不降低。许多儿童视力刚达到正常就

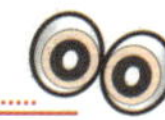

不再坚持治疗，不久视力又趋于减退，这是因为在视觉发育没有成熟之前，每个治愈的弱视都有可能复发。引发弱视复发常见的有以下几个原因：视力提高至正常后，在尚未巩固时，家长和患儿自行中止治疗；过早地去除遮盖，使用双眼；弱视未治愈，就急于行斜视手术，术后遮盖术眼（弱视眼）过久；未定期复诊，疏忽了治愈后的弱视眼视力变化。所以每个治愈者都应随访观察一直到视觉成熟期。

弱视治愈后如何防止复发？ 26

为了防止弱视的复发，应注意以下几点。

（1）遮盖疗法要等待视力恢复正常后逐步地去除。巩固疗效期间，不放松精细作业训练。

（2）视力正常后头 6 个月需 1 个月复查一次，以后改为3个月、半年一次，直至追踪复诊 3 年彻底治愈为止。

（3）如果发现弱视眼视力下降，可重新遮盖健眼。

（4）对斜视、弱视除进行增视疗法外，努力训练两眼单视功能和融象力。后像疗法应逐停止，停止后应经常用弱视眼看电影、电视、写小字、做精细工作，通过这些简单易行的方法，刺激黄斑功能，防止退步。

弱视眼经治疗恢复正常后，是否可停止治疗？ 27

儿童弱视经治疗后，视力恢复到正常，很多家长认为从此就不用治疗了，这是错误的。而且使弱视眼视力恢复到正常仅是弱视治疗的第一步，以后还要训练双眼单视、融合、立体视，如不做进一步训练，原来取得的正常视力也将是不稳定的。可以逐渐减少治疗次数和治疗密度，究竟什么时候停止弱视训练，一定要根据医生的医嘱执行。

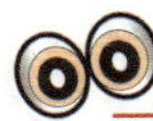

28 弱视儿童戴镜要注意什么？

配镜时一定要先散瞳验光，到眼镜店配镜时要根据不同的瞳距选择合适的镜架。眼镜配好后最好到医院用仪器核对一下眼镜度数，应与配镜处方一致。

眼镜配好后一定要坚持戴用，不可间断。初戴治疗弱视眼镜视力并不提高多少，甚至有的人戴眼镜后视力反而下降，尤其是中高度远视眼镜，这些是正常情况。戴镜需要一段适应过程，只要坚持戴镜，视力一定会逐渐提高。

定期散瞳验光，调整度数。弱视儿童处于发育期，两眼的屈光度随年龄的增长也发生着变化，所以不能一副眼镜一直戴下去。一般3岁以下儿童每半年散瞳验光一次，4岁以上儿童每年散瞳验光一次，每次根据屈光度的变化和弱视、斜视矫正的情况，决定是否换镜。

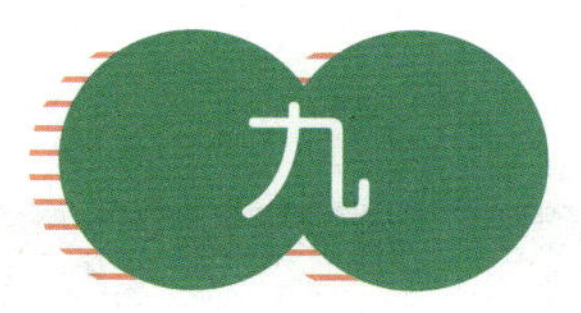

九 糖尿病视网膜病变

什么是糖尿病视网膜病变？ 01

糖尿病是一种胰岛素分泌缺陷和（或）胰岛素作用障碍引起的以慢性高血糖为特征的代谢性疾病。不健康的生活方式，如经常食用高糖、高油脂的食物，缺乏运动锻炼，肥胖等都会导致糖尿病的发生。

目前随着科技的不断发展，糖尿病的治疗措施已非常先进，这使得糖尿病患者的寿命大大延长，甚至和正常人没有明显的差别，但随之而来的，也就出现一个新问题：患糖尿病并发症的患者较以前明显增多了。这是因为持续的高血糖和代谢紊乱可引起全身组织器官，特别是眼、肾、心血管及神经系统的损害和病变。临床上糖尿病主要引起三大并发症，分别为大血管病并发症、微血管病变和糖尿病神经病变。

视网膜是眼球壁内层的一层薄膜，外界影像投到正常视网膜上才能产生视觉，视网膜上微血管十分丰富，代谢很旺盛。所以当高血糖持续作用引起全身微血管病变时，在眼部的视网膜血管就会表现出病变，称为糖尿病视网膜病变，简称“糖

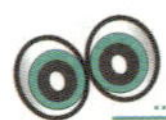
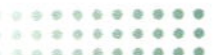

网”，它是糖尿病微血管并发症之一，可造成视功能严重损害，影响人们的学习和生活。

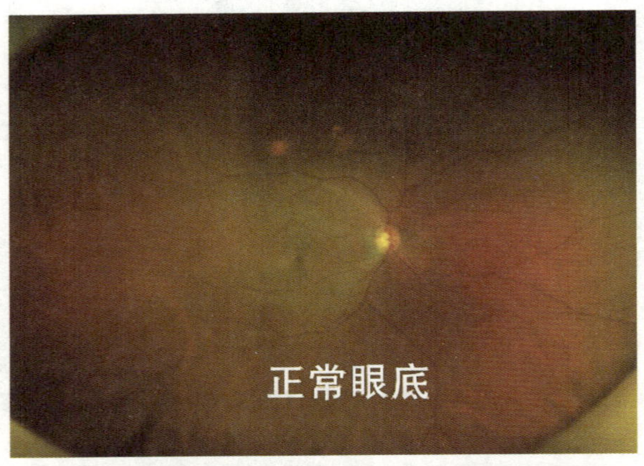

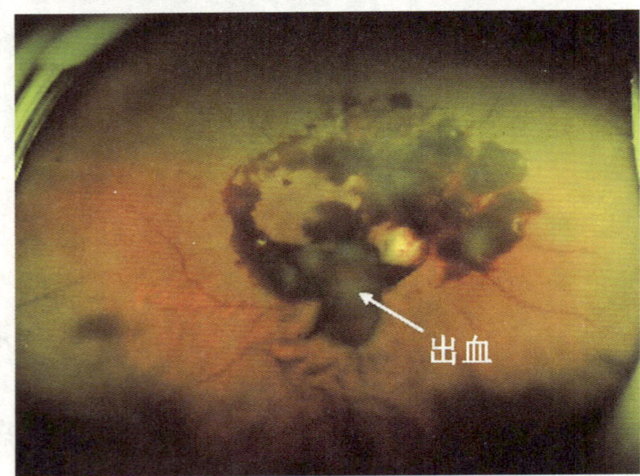

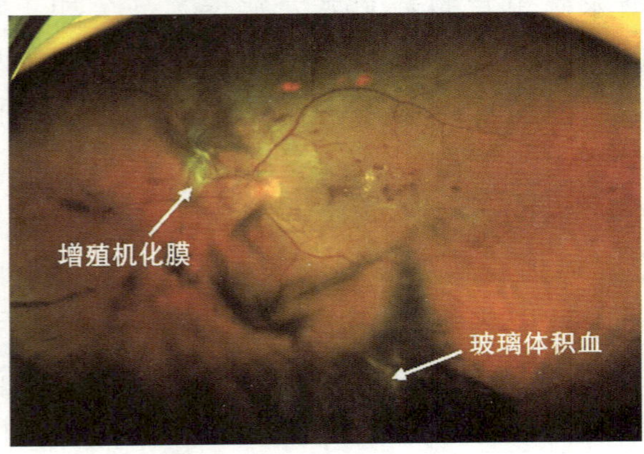

糖尿病视网膜病变

说到此，我们已大致明白，糖尿病视网膜病变就是糖尿病的一个并发症，并且是很常见的一个并发症。“糖网”是由高血糖持续作用于视网膜微血管而引起的。因为视网膜是人眼产生视觉的重要器官，当视网膜出现病变时就会明显影响视力，如果治疗不及时，甚至会导致失明。对于得了糖尿病的患者，一定要当心糖尿病视网膜病变这个并发症哟！

02 糖尿病是怎么引起视网膜病变的？得病多久会引起视网膜病变？

糖尿病视网膜病变的基本发病过程是由长期的、慢性的高血糖和由此引起的组织缺氧造成的。高血糖和组织缺氧可引起视网膜微血管细胞损害，出现微血管局部扩张渗漏，严重时出现血管闭塞。

由于供应视网膜营养的血管闭塞，视网膜局部区域便会出现无血液供应状态，叫“无灌注区”。如果无灌注区部位上的视网膜神经组织未发生相应的萎缩死亡，视网膜就会出现缺血、缺氧现象，机体便会启动修复机制，产生大量的新生血管生长因子，促进视网膜长出新生血管，为视网膜提供更多的营养和能量。但是这些新长出的血管和人们出生时发育好的视网膜血管有很大的不同，其管壁通透性大，又容易破裂，也就是会导致血管内的血液渗漏到视网膜组织内，所以可产生视网膜出血、水肿、增生等病变。当出血较少时，我们可以看到视网膜上有出血点、渗出的改变。当新生血管大量出血时，会进入玻璃体腔，导致玻璃体积血的发生，遮挡视网膜使我们不能看到外界的物体，导致视力下降。如果新生血管反复出血，玻璃体腔的积血就不能完全吸收，这些出血释放出的大量炎症因子就会刺激视网膜，在视网膜表面形成像“蜘蛛网样”的增殖膜，这些增殖膜本身有收缩的特性，会牵拉视网膜，导致视网膜脱离，最终导致失明。

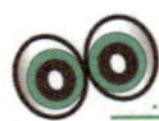

对于糖尿病患者，大约50%的患者在发病10年左右可出现糖尿病视网膜病变，15年以上时约80%可发生。当然发生糖尿病视网膜病变的时间也有很大差异，如果血糖控制好的话，发生时间会晚一些。但是如果存在肥胖、吸烟、高脂血症、高血压、妊娠、肾病等情况时，则可提前出现糖尿病视网膜病变，并可加重。

03 出现糖尿病视网膜病变后会有什么症状和眼底改变？

糖尿病视网膜病变患者最初可能不会有什么眼部不适的症状，少部分人会有干涩、视物模糊、眼前黑影飘动，很多人不在意。随着病情的进展，根据病变涉及的眼底部位不同，可有不同程度的视力下降。涉及黄斑区以外时，视力下降不明显，涉及黄斑区时，视力可明显下降，也可出现黄蓝色觉异常或辨色力下降、对比敏感度下降或暗适应异常等症状。有些患者则因为视网膜大量出血或玻璃体积血，引起突然的视力下降，眼前黑影遮挡，甚至进展到新生血管性青光眼，引起眼痛、头痛时才来就诊。

因此，糖尿病患者一经诊断，就应该定期做眼底筛查，首先看看有没有糖尿病视网膜病变。如果有，到什么程度了？是不是需要治疗？评估糖尿病视网膜病变的严重程度，主要还是通过检查眼底来进行。对非增殖期糖尿病视网膜病变，检查眼底可能看到微动脉瘤、出血点、出血斑、硬性渗出、黄斑水肿、棉绒斑，以及视网膜小动脉闭塞、硬化；视网膜静脉扩张充盈、粗细不均、闭塞；视网膜毛细血管闭塞、扩张及微血管异常等病变。病变发展进入增殖期时，可出现新生血管、视网膜前出血、玻璃体积血、增生性玻璃体视网膜病变、牵拉性视网膜脱离、虹膜红变、新生血管性青光眼等。

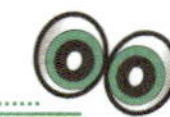

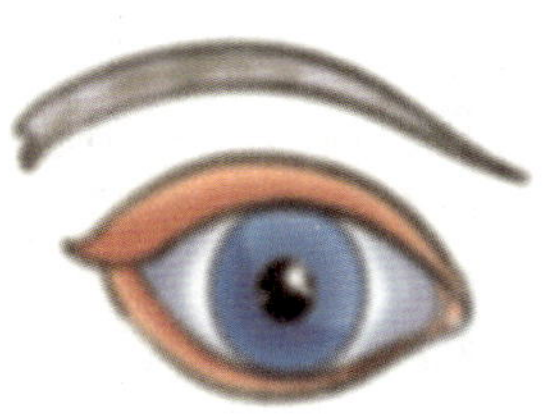

糖网病变轻微时，
视力损伤常不明显，
可稍有视物模糊

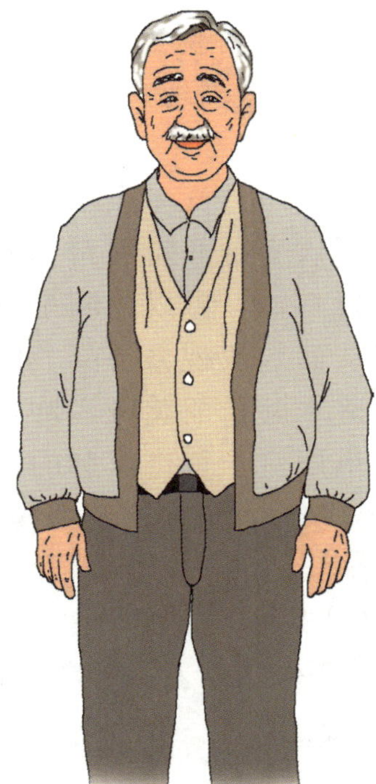

视网膜出血，
眼前有黑影飘动

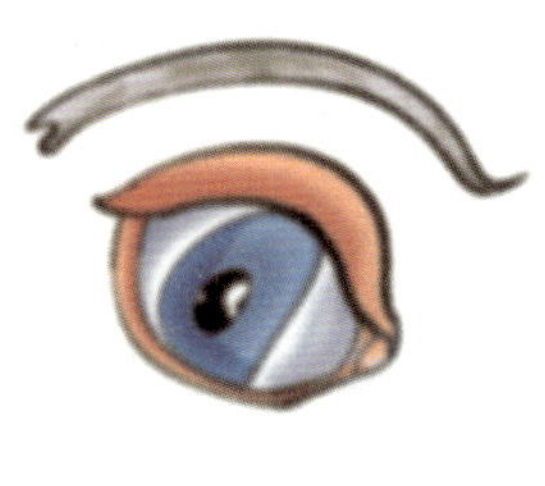

合并黄斑水肿：
视物模糊、扭曲

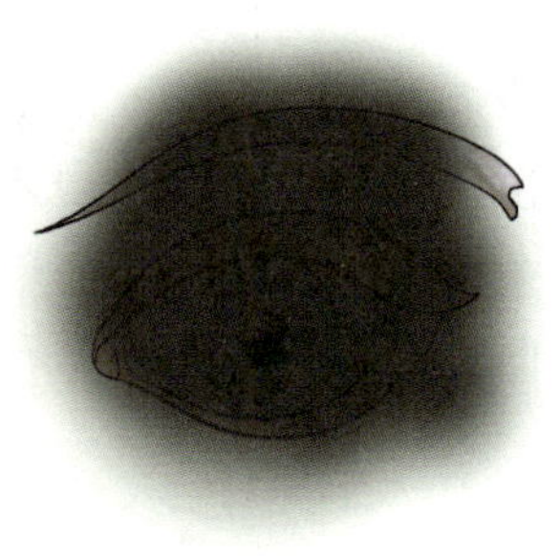

晚期：黑影增多、
增厚，最终失明

糖尿病视网膜病变的检查方法有哪些？ 04

糖尿病视网膜病变患者检查时一般要做视力、眼压、裂隙灯生物显微镜检查，以及眼底检查，需要时还可做前房角镜检查。

（1）散瞳查眼底　首先最基本的检查就是散瞳查眼底。有些患者觉得散瞳检查特别麻烦，但散瞳查眼底是非常必要的。散瞳后，医生就可以根据眼底的表现，如微血管瘤、渗出等，进行诊断与分期。现在有许多医院配备了免散瞳的眼底广角照相机，可以在不散大瞳孔的状态下拍照，全面了解眼底视网膜的情况。

眼底照相可将眼底的图像记录下来，利于后期的随访和观察。

（2）眼底荧光血管造影　眼底荧光血管造影（FFA）不仅可以了解视网膜微循环的早期改变，而且也可以了解糖尿病视网膜病变的进展中各种特殊表现，是早期诊断、选择治疗方案、评价疗效和判断预后的可靠依据。

（3）光学相干断层扫描　光学相干断层扫描（OCT）对于早期发现糖尿病视网膜病变是非常有帮助的。这个检查是在无创的情况下对眼底进行扫描，可以判断是不是由黄斑水肿引起的黄斑视网膜增厚，从而导致视力下降。因为在视网膜病变的任何时期都会出现黄斑水肿，而黄斑水肿是引起视力不可逆损伤的一个主要原因，早期对于黄斑水肿的筛查与治疗，患者会有很好的视力预后。所以建议大家在疾病早期做 OCT，可以帮助预防致盲。

（4）其他检查　如视觉对比度检查、眼部超声检查等，可以进一步判断病情，了解疾病的发展和严重程度。

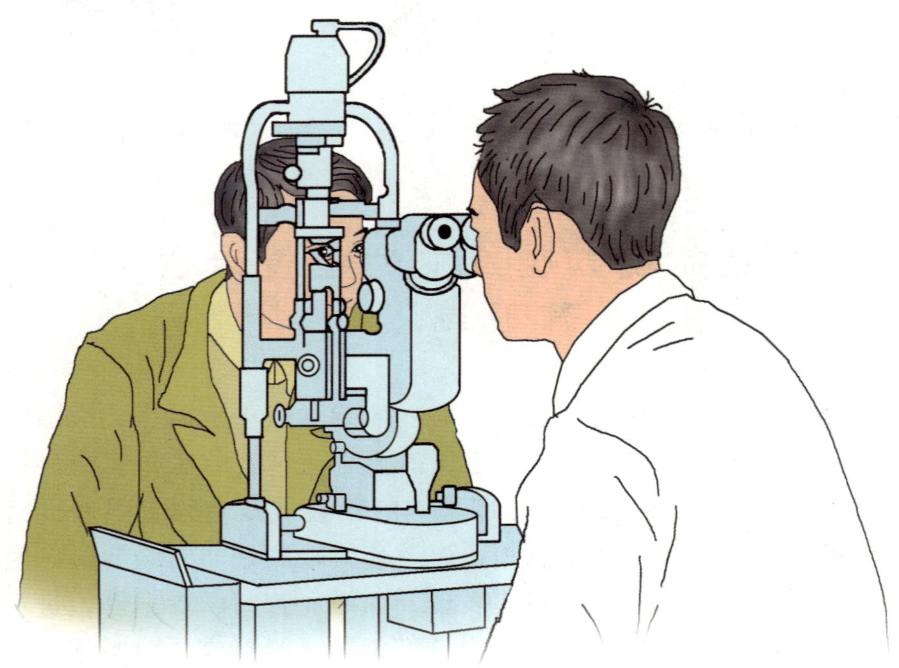

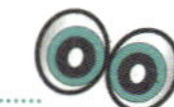

有什么方法可以治疗糖尿病视网膜病变吗？

05

治疗糖尿病视网膜病变的方法很多，大致分为激光治疗、玻璃体腔注药、玻璃体手术治疗、全身用药治疗。

（1）激光治疗　是最基本的方法，也是最有效的方法。它的原理是通过激光将中心视力区以外的视网膜外层细胞破坏，降低视网膜的代谢和耗氧量，同时使脉络膜的氧更容易扩散到内层视网膜，从而改善视网膜缺血缺氧状态，减少或者避免由此引发的病变。恰当而及时的激光治疗可使糖尿病视网膜病变维持稳定，甚至长期稳定。

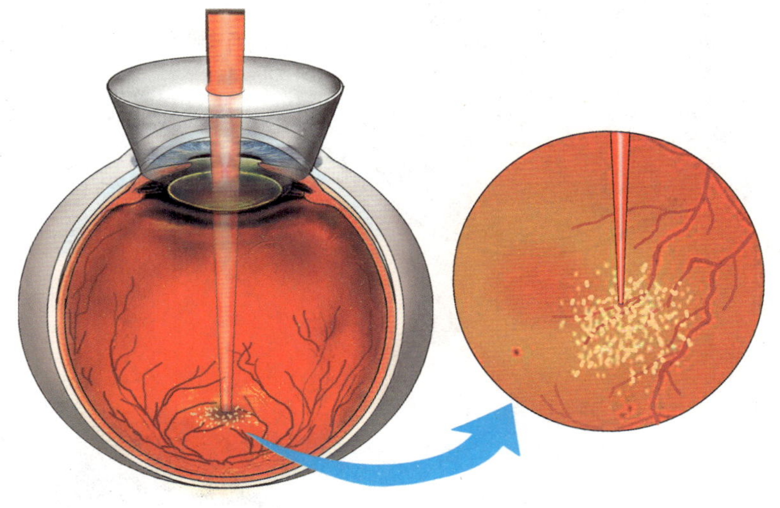

激光疗法

包括局灶性、
格栅样和
改良的格栅样光凝

（2）玻璃体腔注药　是近几年发展起来的新的有效的方法，主要是将抗VEGF药、地塞米松缓释剂或曲安奈德注射到玻璃体腔，直接作用于视网膜发挥作用。

1）VEGF是血管内皮生长因子的缩写，缺血可导致VEGF水平升高，其升高后就会产生新生血管。新生血管因通透性大、易破裂等，是产生眼底出血和水肿的原因。使用抗VEGF药后，可使新生血管消退、水肿消退，主要用于黄斑水肿和玻璃体手术前，效果非常明显。

2）地塞米松缓释剂是糖皮质激素，可通过抑制炎症因子起到减少水肿和新生血管的作用。但有引起眼压升高和白内障的不良反应，应用时需综合考虑。

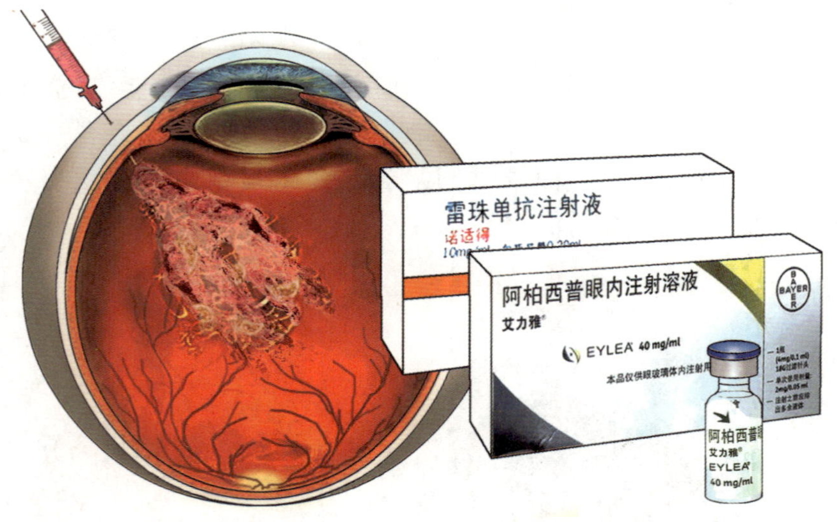

抗VEGF药物

（3）玻璃体手术治疗　主要针对玻璃体积血、增生、视网膜脱离等进行治疗。现代高速及微创玻璃体切割技术（简称玻切术）联合术前玻璃体腔注药已使手术效果明显提高。当玻璃体积血经1～2周观察不能明显吸收，以致影响激光治疗时，及时手术治疗可取得很好的治疗效果。相反，等到

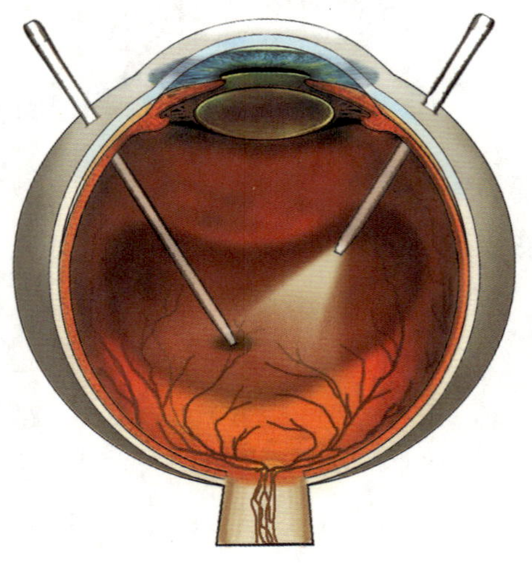

玻璃体切除

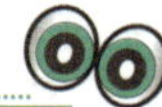

积血变成纤维增殖，拉脱视网膜后，手术难度就会明显增加，效果就会更差。等到视网膜血管大部分闭塞了，视力就难以恢复了。

（4）药物治疗 包括控制血糖、血压、血脂的药物，改善微循环的药物，补充维生素、能量的药物，促进神经功能恢复的药物等。

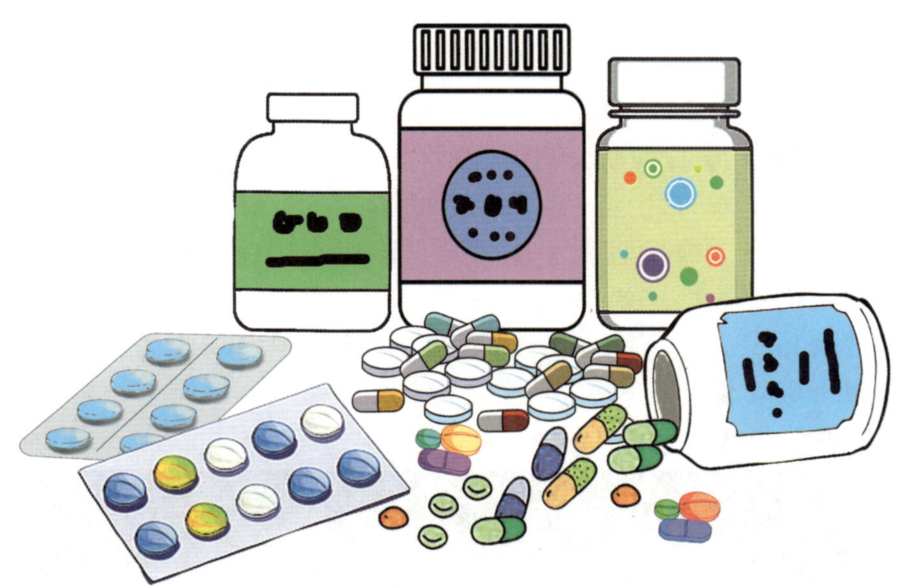

激光是如何治疗糖尿病视网膜病变的？是否存在副作用？ 06

糖尿病视网膜病变主要的发病原因是眼底视网膜微循环障碍，血管闭塞引起整个视网膜的缺血，视网膜的神经细胞因为缺血而开始死亡且不可逆。人类机体的一种代偿机制是分泌一种被称为新生血管生长因子的东西，促进新生血管增长。一旦长了这种新生血管，眼内就非常容易反复出血。激光治疗的目的是用激光把我们看东西最清楚的这部分以外的视网膜打坏死，减少视网膜的耗氧，确保残存的视网膜细胞能得到充足的营养，牺牲周边视力保存中央的中心视力。

原理上来说，这样要在视网膜上打900~1200个光点。由于打到一定点数（300~400点）以后，激光的刺激就开始使患者感到疼痛了，同时打得多了，也可能因为视网膜一次受损太厉害而水肿，导致视力下降。因此，一般一只眼睛要分次打激光，每周打1次，共打3~4次。激光治疗是把我们看东西最清楚的这部分以外的视网膜用激光打坏死，所以除了黄斑所在的区域以外，视网膜几乎都会被打到激光，导致眼睛看东西的范围缩小，有暗点、斑点阴影。同时，由于被打激光的周边视网膜在平时是没有视觉功能的，它的作用是在暗的环境下看东西，因此也有可能出现患者在暗的情况下，比如晚上、黑屋子里视力下降。很多患者不理解激光治疗的作用，该打而不打，又无别的有效处理措施，则病变会进一步恶化，导致病情进展至玻璃体积血、视网膜增殖病变、牵拉性视网膜脱离。激光治疗属于破坏性治疗，打激光并不能增加视力，但能抑制视网膜新生血管形成，利大于弊。

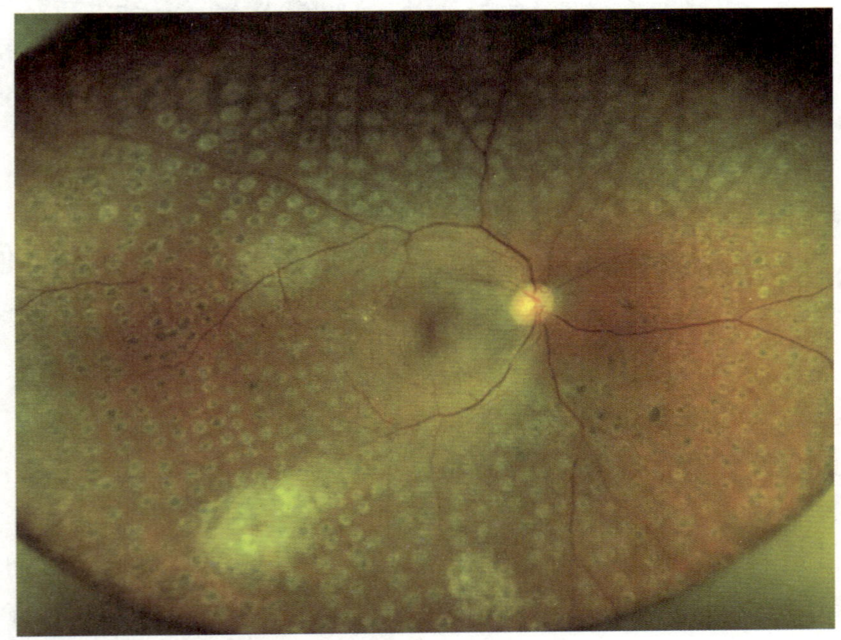

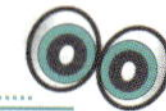

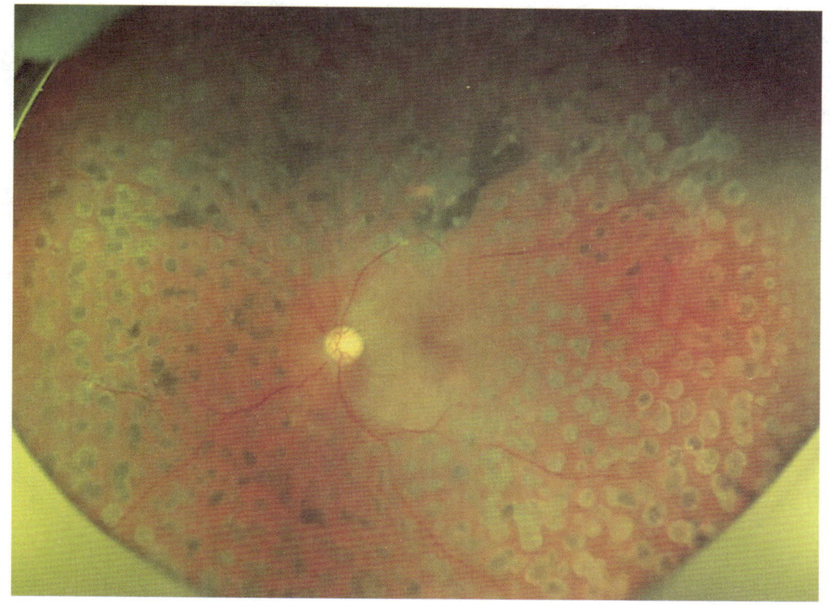

糖尿病视网膜病变全视网膜光凝术后眼底照片

糖尿病视网膜病变出现玻璃体积血时，何时做手术？ 07

对于这个问题，既往的观点是先药物治疗，促进吸收，等1个月还不吸收再行玻璃体切除。现今的理念是糖尿病视网膜病变引起玻璃体积血，先观察2周，如果不吸收，明显影响行眼底激光治疗者，即应做玻璃体切除术。

为什么会出现这种转变呢？因为以前的手术设备很差，医生做这类手术少，技术也差，所以做手术效果很差，反而加速患者失明。以前用药物治疗一段时间后，积血可部分吸收，变为半透明膜状物，患者视力改善，但增生进一步发展，可导致逐渐失明。但随着科技的发展，特别是近年来抗VEGF药物和23G、25G和27G高速玻切机在临床的广泛使用，早期采用微创+高速玻切手术，使糖尿病视网膜病变患者玻切手术的并发症大大减少，手术成功率明显提高，几乎达到完全治愈或稳定。

晚期做手术，因纤维组织和视网膜粘连在一起，分离难度大，易出现各种并发症，手术效果差，患者和医生都不满意。当然前提是医生技术要熟练，还需有先进的设备，另外患者也要配合，任何一项出现问题都会影响治疗效果。

因此，糖尿病视网膜病变是一个可防可治的疾病，早预防、早治疗，由此导致的失明还是可以大大减少的。希望各位糖尿病患者增强信心，配合医生的检查和治疗，留住光明。

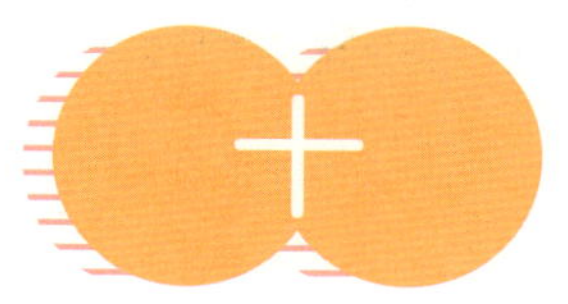

玻璃体疾病

什么是玻璃体？ 01

俗话说，眼睛是心灵的窗口，它是人们接收外界信息最重要的器官。很多人因为白内障都对晶状体有所了解，但是却甚少有人知道玻璃体。那么，到底什么是玻璃体呢？

玻璃体是透明的凝胶体，主要由纤细的胶原和亲水的透明质酸组成。正常正视眼成年人玻璃体容积约 4.5 毫升，构成眼内最大容积。玻璃体周围由视网膜内界膜构成后部不完整的基底层。与视网膜连接的玻璃体厚 100 ~ 200 微米，称为皮层玻璃体。

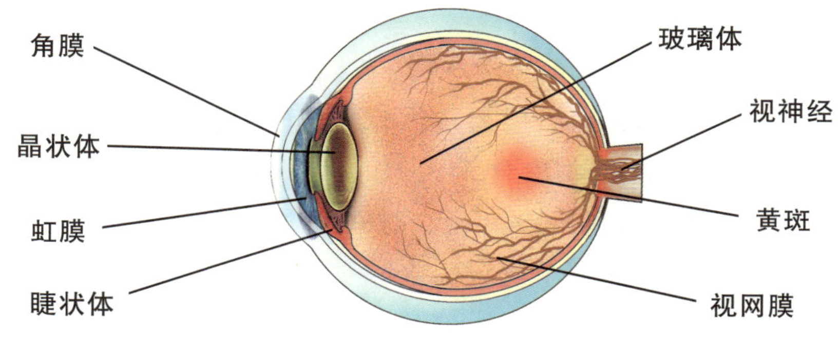

玻璃体解剖图

02 玻璃体有什么作用？

玻璃体是眼内屈光间质的重要组成部分，具有导光作用。玻璃体为黏弹性胶质，对视网膜起支撑作用，具有缓冲外力及抗震动作用。另外，玻璃体构成血–玻璃体屏障（又称视网膜玻璃体屏障），能阻止视网膜血管内的大分子进入玻璃体；正常玻璃体还能抑制多种细胞增生，维持玻璃体内环境的稳定。故而，玻璃体在维持眼球结构稳定性和功能稳定性方面有重要作用。

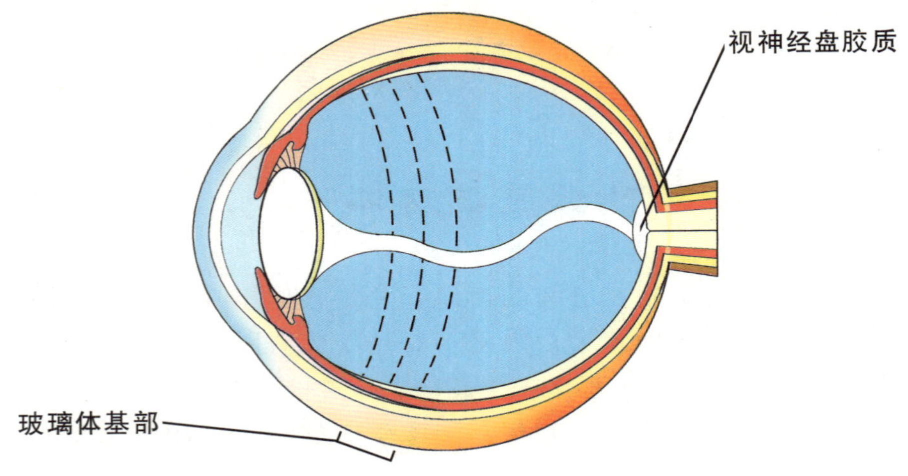

玻璃体组织结构

03 永存原始玻璃体增生症有哪些临床表现呢？

（1）晶状体混浊。

（2）晶状体表面血管或晶状体后纤维血管膜。

（3）永存玻璃体动脉。

（4）继发性青光眼。

（5）瞳孔残膜和瞳孔区机化膜。

（6）微小胚胎血管残留。

（7）视网膜皱褶，甚至视网膜脱离。

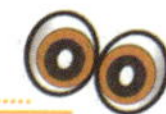

永存原始玻璃体增生症如何治疗呢？ 04

永存原始玻璃体增生症目前主要的治疗方法为手术治疗，多数学者提倡早期行晶状体后纤维增殖膜切除与玻璃体切除术，术后配合弱视训练，使患儿获得尽可能多的有用视力，尽量避免严重并发症的发生。

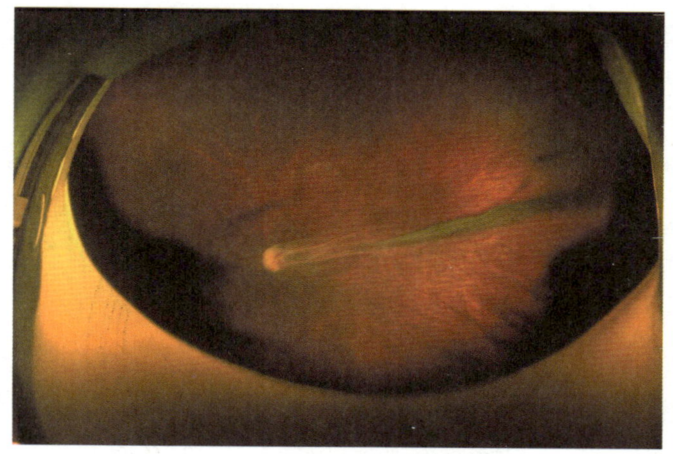

永存原始玻璃体增生症

什么是玻璃体液化？ 05

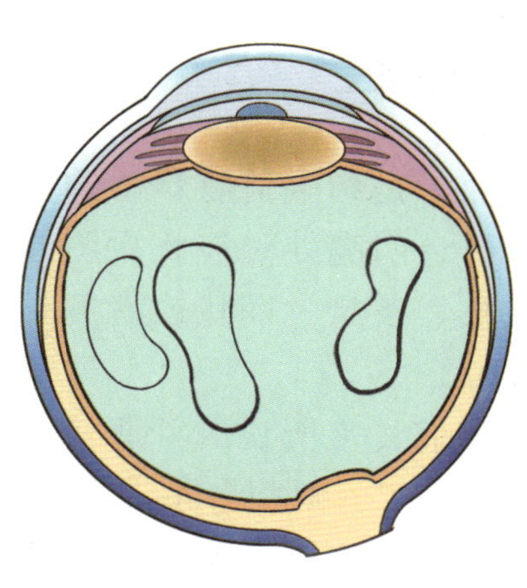

玻璃体液化

人在刚出生的时候玻璃体是呈凝胶状的，大概在 4 岁开始，玻璃体出现液化迹象。玻璃体液化就是指凝胶状的玻璃体逐渐脱水收缩，使水分与胶原分离。14 ~18 岁时，大约 20% 的玻璃体腔为液体，随着年龄的增长，玻璃体内水分逐渐增多，同时胶状成分减少，等到 80 岁左右时，50% 以上的玻璃体液化。

06 什么是玻璃体后脱离？

当液化的玻璃体通过皮层裂孔进入玻璃体后腔隙，导致玻璃体和视网膜内界膜分离时，我们称之为玻璃体后脱离。玻璃体后脱离在 50 岁以上人群发生率为 58%，65 岁以上人群为 65%～75% 。当发生玻璃体后脱离时，患者可以感觉到眼前有闪光感，也可以看到眼前蜘蛛网样黑影飘动。进行眼底检查时，可见一致密混浊环，为玻璃体和视网膜附着部分分离所致。

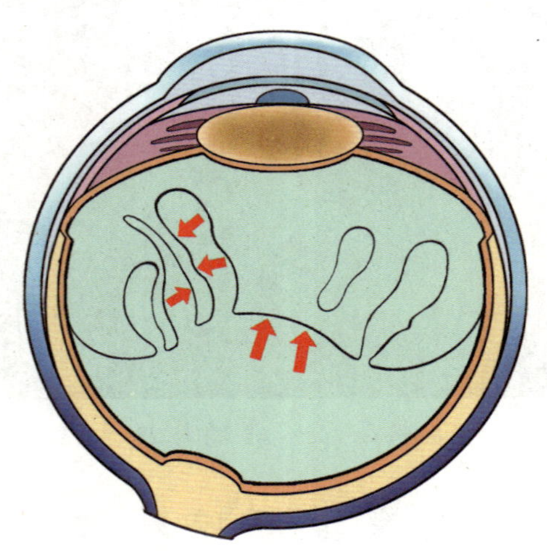

玻璃体后脱离

07 什么是“飞蚊症”？

所谓“飞蚊症”，即玻璃体混浊，是指眼前有飘动的小黑影，随眼睛运动跟着飘动。尤其看白色明亮处时症状更明显，可伴有闪光感。这些黑影可以是点状、条状、网状或者各种不规则形状，可以一个或数个一起出现。

玻璃体液化和玻璃体后脱离是人们日常所说的“飞蚊症”的主要原因，约 70% 的患者由此引起。“飞蚊症”常发生于 40 岁以上的中老年人，高度近视患者、动过内眼手术者，其他如眼内发炎或视网膜血管病变患者也会有这种症状。

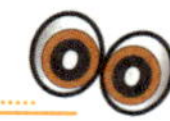

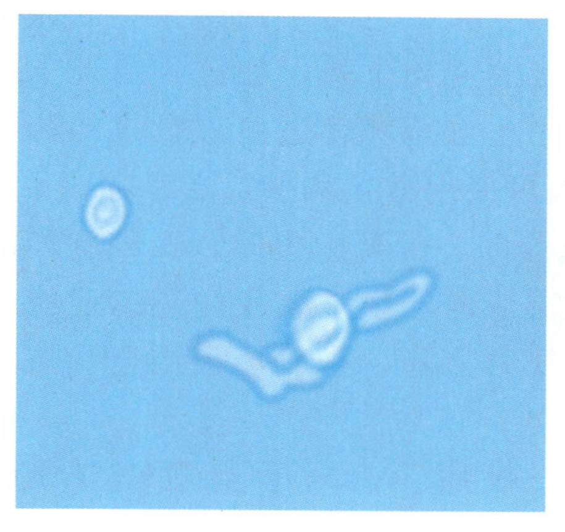

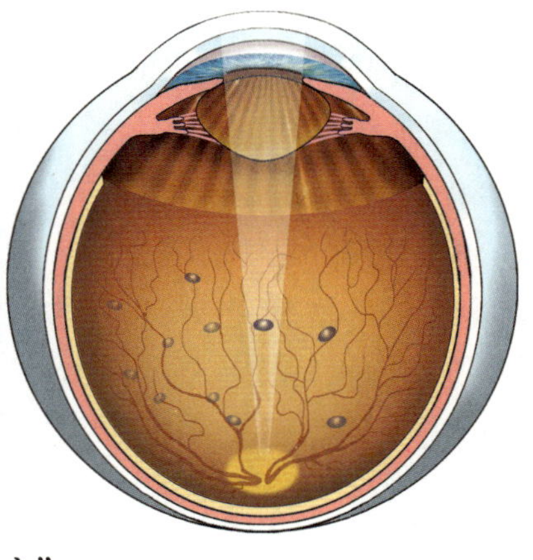

"飞蚊症"

"飞蚊症"应该如何治疗？ 08

不同的"飞蚊症"类型，治疗方法也不同。

（1）生理性"飞蚊症"　主要由老化、一般近视等引起，目前临床上的治疗方法有口服卵磷脂络合碘、食用富含碘的食物和激光玻璃体消融术，但暂无明确的治疗方法，一般无须治疗。

（2）病理性"飞蚊症"　根据不同的病情，需要针对病因进行治疗。

1）视网膜裂孔引起的"飞蚊症"：由于玻璃体后脱离，或者其他原因，视网膜上可能出现裂孔，并使液化的玻璃体渗入裂孔，从而导致视网膜脱离。小的裂孔需要打激光，大的裂孔需要做手术。视网膜脱离如果发生在周边视网膜，早期可以没有任何症状，也可能眼前黑影数量增多，晚期可能出现眼前固定的某一位置黑影遮挡，出现视力下降，累及黄斑区出现视物变形。因此，对于高度近视或眼底病变的人，每年散瞳眼底检查非常重要，以便于早期发现、早期治疗。对于这种病理性的"飞蚊症"，若放任不处理，将来可能会导致失明。

2）眼底出血引起的"飞蚊症"：糖尿病、高血压和外伤等原因可引起眼底出血，而血液一旦进入玻璃体就会出现"飞蚊症”的症状，或眼前好像拉开了一张红色幕布的感觉。出血量和部位不同，可以引起不同程度的视力下降。在这种情况下，如果出血少可以自愈，一般采用止血药和促进血液吸收的药物来治疗。但根据病情的不同，也可使用激光和手术治疗。

3）葡萄膜炎引起的“飞蚊症”：葡萄膜炎时，白细胞和渗出物将会从血管进入玻璃体内，从而产生“飞蚊症”的症状。炎症加重时，眼前黑影增多，视力下降。一般可采用全身抗炎药物和局部滴眼药来进行治疗。

总之，我们需要正视“飞蚊症”，对于生理性“飞蚊症”，以平和心对待。平时注意休息，不要使劲揉眼睛，不要过度用眼睛，保持良好的生活习惯，睡眠充足，不熬夜，避免长时间连续操作电子产品，注意中间休息，并且补充足够的维生素，从而达到预防病理性“飞蚊症”的目的。

09 玻璃体积血的主要原因是什么？

玻璃体积血多因玻璃体周围组织的血管性疾病和血管损伤引起，也可由玻璃体后脱离、视网膜裂孔及全身性疾病引起。眼外伤和眼血管性疾病是临床上引起玻璃体积血的最常见原因。

（1）外伤性　在眼外伤中，眼球钝挫伤或眼球穿孔伤都可造成玻璃体积血。在角巩膜穿孔伤、巩膜穿孔和眼内异物伤中，玻璃体积血的发生率很高。眼球钝挫伤造成的视网膜脉络膜破裂可发生玻璃体积血。前部玻璃体积血可由睫状体部位血管损伤所致。

（2）糖尿病视网膜病变、视网膜静脉阻塞等血管性疾病　糖尿病视网膜病变患者，视网膜新生血管可导致玻璃体积血。

（3）医源性　手术性玻璃积血可见于白内障手术、视网膜脱离修复手术等。

（4）自发性　自发性玻璃体积血的疾病，如血液系统疾病，但较少见。

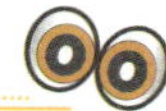

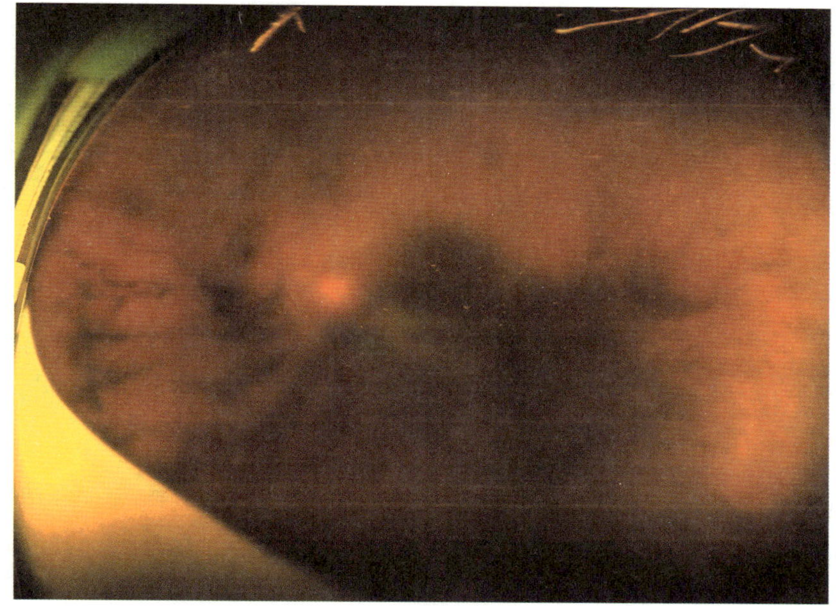

玻璃体积血

玻璃体积血如何治疗？ 10

（1）保守或药物治疗　在部分病例中，玻璃体积血可自行吸收。药物应用可促进血液的吸收，但尚无哪一种药物有肯定的疗效。

（2）手术治疗　玻璃体积血观察1个月若无明显吸收，视力改善不明显，或玻璃体积血并发机化、局限牵拉者可考虑行玻璃体切除术。

早期诊断、早期治疗有利于视力恢复，减少更严重并发症的发生。

玻璃体炎症是如何产生的？有哪些类型？ 11

玻璃体炎症常继发于周围眼部组织疾病，如中间葡萄膜炎、后葡萄膜炎等炎症性疾病，也可由外伤或者眼部手术将病原微生物带入眼内引发。

玻璃体炎症可分为非感染性玻璃体炎症和感染性玻璃体炎症。

（1）非感染性玻璃体炎症　其炎症反应来源于周围眼组织，如虹膜、睫状体和脉络膜等色素膜。当炎症细胞进入玻璃体腔后可产生视物悬浮感，严重时视物模糊。

（2）感染性玻璃体炎症　根据病原微生物来源不同分为内源性和外源性。内源性感染性玻璃体炎症其病原微生物随血流或淋巴进入眼内，主要由免疫功能抑制或缺陷所致。外源性感染性玻璃体炎症主要见于内眼手术或眼球外伤。二者主要表现均为患眼视物模糊、眼痛、畏光、“飞蚊症”等。

12 玻璃体炎症如何治疗？

（1）非感染性玻璃体炎症　主要是针对葡萄膜炎等原发病的治疗，玻璃体混浊严重者可在炎症控制后行玻璃体切除术。

（2）感染性玻璃体炎症　包括抗生素或抗真菌药物的应用，以及玻璃体切除，手术清除玻璃体腔脓肿和致病菌。

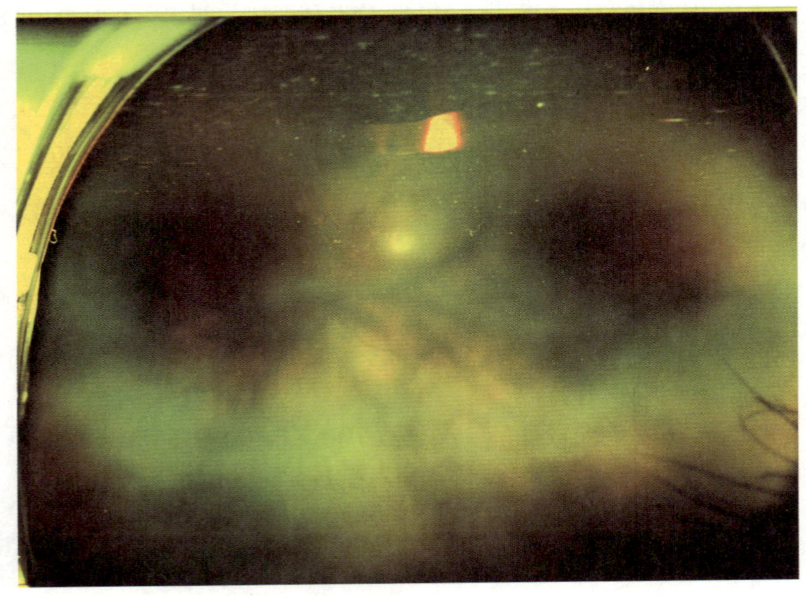

玻璃体炎症

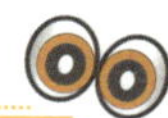

玻璃体里会长寄生虫吗？ 13

对于寄生虫来说，人体是非常理想的繁殖栖息地点，玻璃体也不例外。玻璃体里的寄生虫常见的有猪囊尾蚴。

猪囊尾蚴俗称囊虫，是猪带绦虫的幼虫，呈卵圆形白色半透明的囊，大小为（8～10）毫米 ×5 毫米。囊壁内面有一小米粒大的白点，是凹入囊内的头节，其结构与成虫头节相似。头节上有吸盘、顶突和小钩，典型的吸盘数为 4 个，有时可为 2～7个，小钩数目与成虫相似，但常有很大变化。囊内充满液体。猪囊尾蚴的大小、形态因寄生部位和营养条件的不同和组织反应的差异而不同。

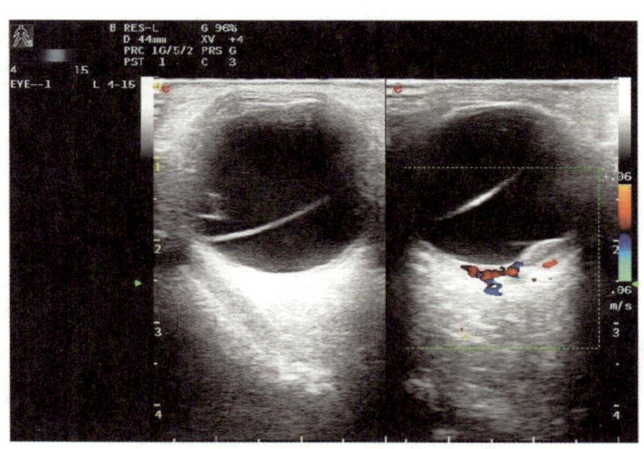

玻璃体寄生虫超声下表现

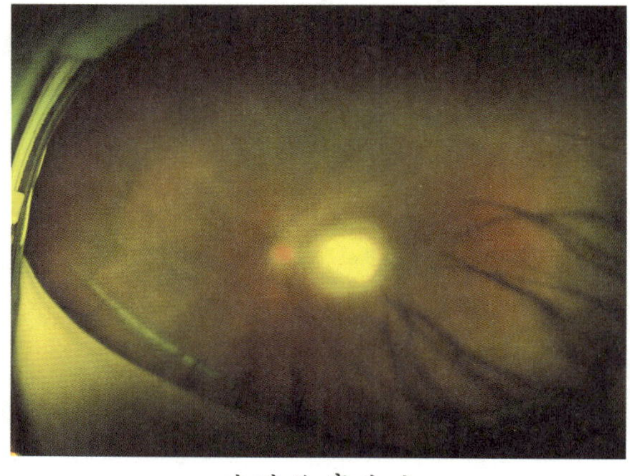

玻璃体寄生虫

14 玻璃体寄生虫有什么危害呢?

猪囊尾蚴在人体组织内可存活3～10年之久，甚至15～17年。早期，患者可仅出现轻度视力下降、视野缺损；中后期，患者眼睛会出现玻璃体混浊、葡萄膜炎、增殖性牵拉视网膜脱离，还可并发白内障、青光眼，以及视神经萎缩等，患者可出现疼痛感、视力极度下降，甚至失明。

15 玻璃体寄生虫如何治疗和预防呢?

感染这些寄生虫后，要赶紧去正规医院进行诊疗。必须先通过手术直接将虫体取出，然后对症用药才能从根本上治疗。

注意生活和饮食卫生，防止眼睛受寄生虫的感染：①做好个人和环境卫生。②只吃“熟食”。③生、熟食品要严格分开。④不要生吃蔬菜。

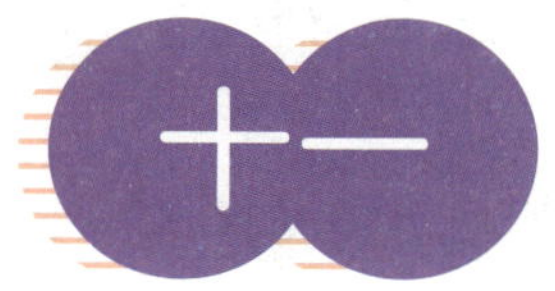

视网膜疾病

视网膜的功能是什么？ 01

眼睛是重要的视觉器官，通过眼睛，我们可以感知外界物体的远近、大小、形状、颜色等。视网膜位于眼球壁的最内侧，如同传统照相机的“胶卷”一样，可以感知我们周围的光信息，随后将这些信息传送至大脑，是保证我们能看得见、看得清的重要结构之一。

如果在显微镜下仔细观察，可以看到视网膜的结构如很多层床单规整地逐层平铺而成。这种有序的内部结构保证了视网膜正常的功能。

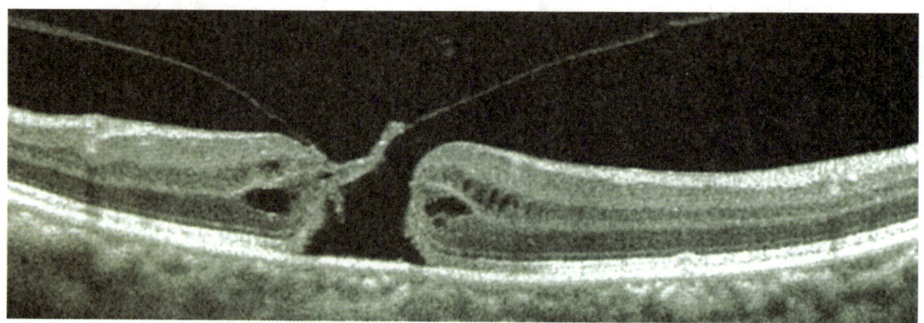

黄斑区视网膜结构图，可以看到视网膜进一步分为多层

02 黄斑有什么特点？

视网膜上有一块“黄色的斑块”，被称为黄斑。在视网膜这个“大班级”中，黄斑的功能如同一位“优等生”，负责许多重要的视觉功能。

（1）最敏锐　由于黄斑区含有极高密度的视锥细胞，所以黄斑是视力最敏锐的位置，能帮助我们看清一切亮的事物、识别事物的立体感。

（2）最鲜艳　视锥细胞同时也兼具感受颜色的功能，所以黄斑病变或发育异常时，往往看东西颜色发生异常。

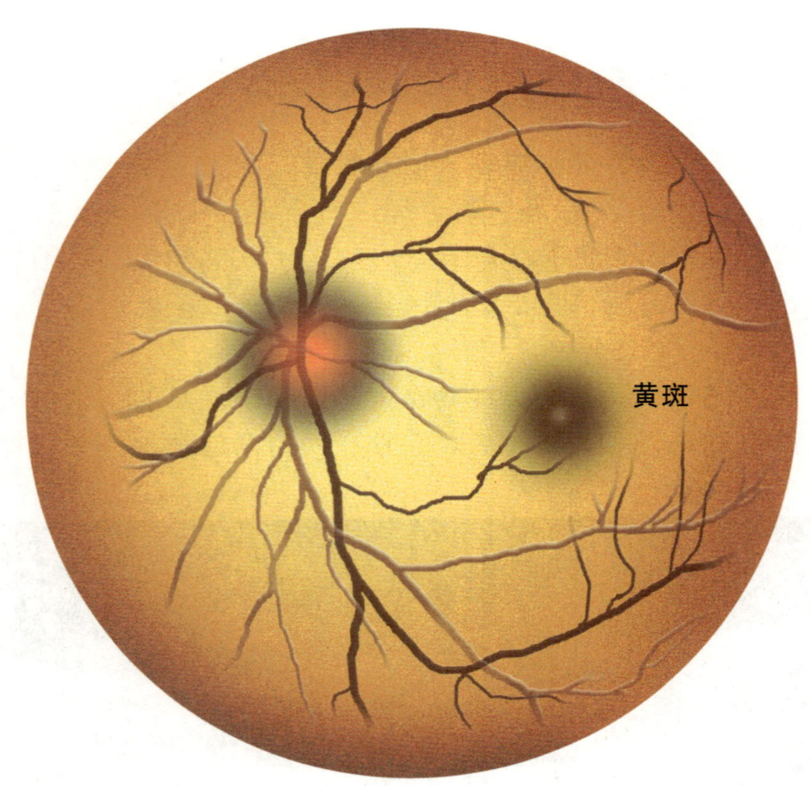

眼底照相中黄斑位置示意

常用的黄斑疾病检查方法有哪些？ 03

（1）光学相干断层扫描　光学相干断层扫描（optical coherence tomography，OCT）能显示黄斑区视网膜的切面结构，给出类似于组织病理学切片的结果，使黄斑前膜、裂孔、黄斑变性等疾病的诊断更精确。

（2）视野检查　明确是否有中央视野缺损。

（3）多焦视网膜电图　评估黄斑区的视网膜功能。

（4）眼底血管造影　确定黄斑区是否存在缺血、有无血管渗漏等。

（5）阿姆斯勒（Amsler）方格表　检测方法是将其放置于眼前约 30 厘米处，带合适的眼镜单眼注视中心黑点。若出现线条扭曲、遮挡等，往往提示黄斑区病变，需要进一步检查。

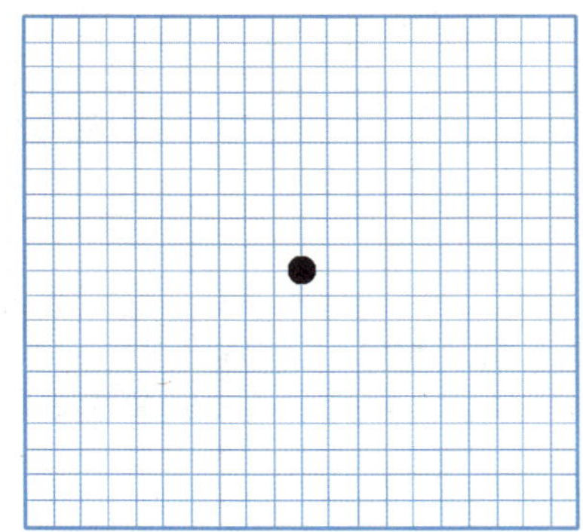

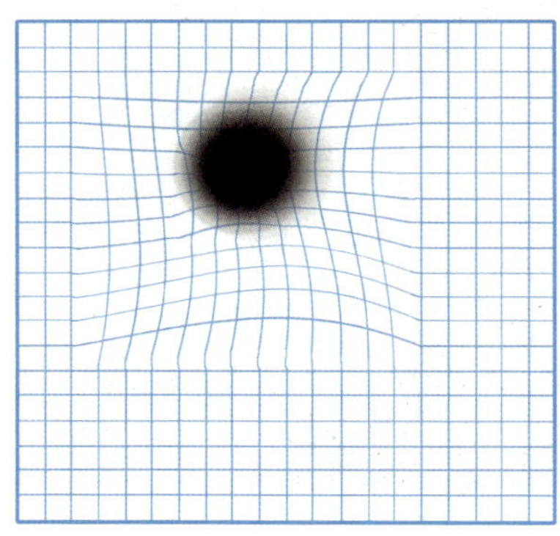

阿姆斯勒方格表

上图为正常状态看到的图像，下图为黄斑病变时看到的图像

04 黄斑前膜是什么？

某些病理条件下，视网膜表面会形成一层纤维膜，这层纤维膜像瘢痕一样附着在视网膜前，被称为视网膜前膜，如果发生在黄斑区，就叫黄斑前膜。

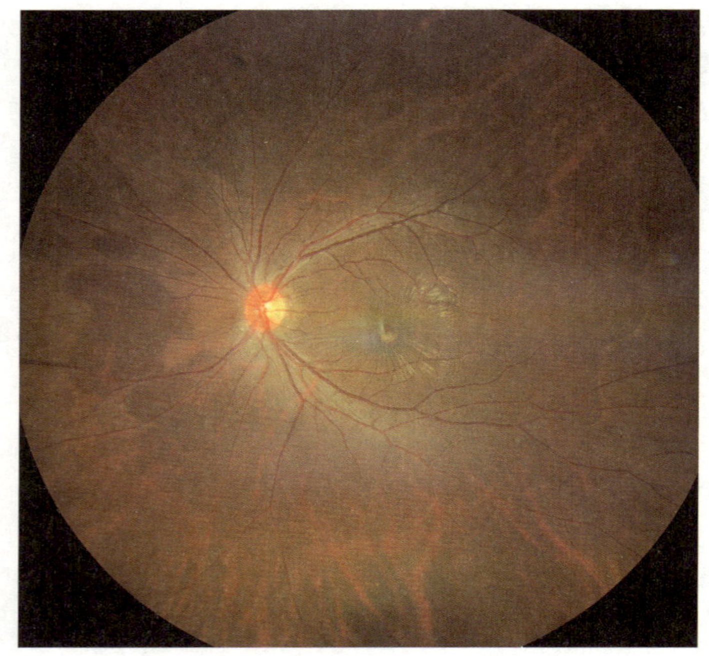

黄斑前膜眼底照片

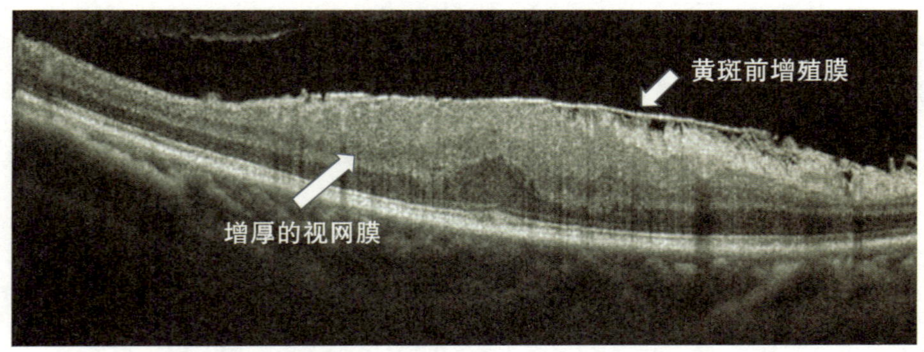

黄斑前膜 OCT 图像
可见视网膜表面形态不规则，厚度明显增厚

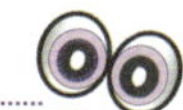

黄斑前膜主要分为几种？ 05

引起黄斑前膜的原因很多，根据发生原因，将其分为两大类，一类是继发性黄斑前膜，另一类是特发性黄斑前膜。

（1）继发性黄斑前膜　常见原因主要有2个：①既往眼部手术。②既往眼部疾病，如眼内炎症、视网膜血管阻塞、糖尿病视网膜病变、眼外伤、玻璃体积血等。

（2）特发性黄斑前膜　一般无明确原因，但玻璃体后脱离是最常见的眼部伴随改变，发生玻璃体后脱离的人群中特发性黄斑前膜的发生率升高。如同我们撕掉指甲周围“倒刺皮”时可能出血一样，当玻璃体与视网膜分离时，可能导致视网膜最内层（内界膜）在牵拉下出现损伤。

黄斑前膜的常见症状和治疗方法是什么？ 06

（1）常见症状　在疾病早期患者通常没有明显的感觉，病情加重时可出现轻度或中度视力下降。当病情进一步进展，会引起明显的视力下降、看东西出现变形和看东西重影（复视）。

（2）治疗方法　部分轻症患者自己的感觉和仪器检查结果可在相当长时间保持稳定，这时可以定期复查，监测病情发展。但出现视力持续下降或看东西变形加重时，往往需要玻璃体切割手术治疗。

黄斑裂孔是什么？ 07

当黄斑区出现圆形断裂、中断时被称为黄斑裂孔。在OCT上可以表现为“深坑”样图像。当黄斑区尚未完全断裂时，称为板层黄斑裂孔，而病情加重至完全断裂时则称为全层黄斑裂孔。

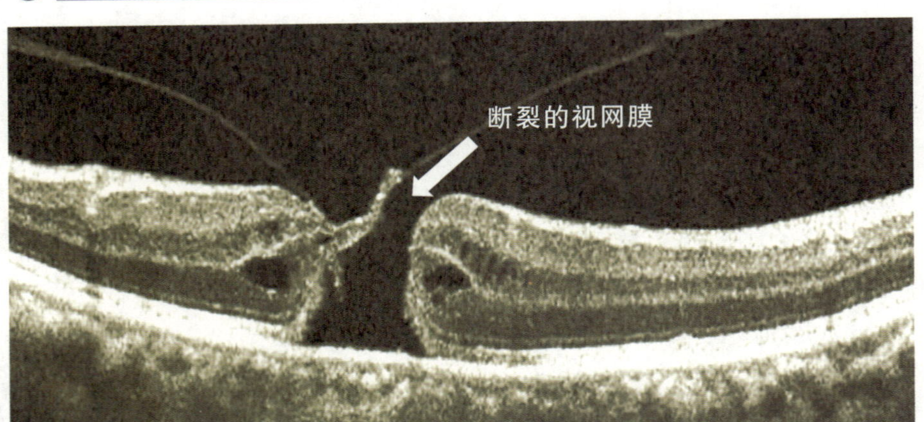

黄斑裂孔 OCT 图像
可见黄斑区视网膜中央完全断裂，表面玻璃体不完全后脱离

08 黄斑裂孔主要分为几种？

根据黄斑裂孔形成的原因不同，主要分为以下几种。

（1）特发性黄斑裂孔　无明显的原因。

（2）继发性黄斑裂孔　常由其他眼部疾病引起，如高度近视、黄斑水肿、炎症、视网膜变性类疾病等。

（3）外伤性黄斑裂孔　通常发生于眼部、头部外伤后。

09 黄斑裂孔的常见症状和治疗方法是什么？

（1）常见症状　患者往往感觉到视力下降、正前方“云雾样”阴影遮挡、视物变形等。随着病情加重，裂孔变大，患者的主观症状可逐渐加重，当发生黄斑裂孔性视网膜脱离时，甚至可导致失明。

（2）治疗方法　症状较轻时可以定期检查，暂时可不手术。但OCT发现黄斑裂孔严重时，往往已经意味着需要进行手术治疗。根据裂孔的大小和形态，有不同的裂孔封闭方法。

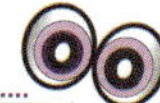

老年性黄斑变性是什么？ 10

老年性黄斑变性又称年龄相关性黄斑变性（age-related macular degeneration，AMD），与人衰老时黄斑区代谢异常有关。AMD 的起病原因是多因素的，和年龄直接相关。一般来讲，AMD 常发病于 50～60 岁，随着年龄的增加，AMD 发病率显著上升。此外，AMD 发病还和吸烟、高血压、糖尿病、高脂血症、肥胖等危险因素相关。

老年性黄斑变性主要分为几种？ 11

老年性黄斑变性主要分为 2 种。

（1）干性老年性黄斑变性　发病率较高，少数患者感觉到视力轻微下降，或者视物变形，一般对视力的危害不太大。

（2）湿性老年性黄斑变性　当黄斑区产生了新的异常血管后称为湿性 AMD。由于新生血管结构不成熟，容易出血和渗出液体，进而导致视力明显下降。

老年性黄斑变性的常见症状和治疗方法是什么？ 12

（1）常见症状　与黄斑前膜、黄斑裂孔类似，患者可感到正前方“云雾样”阴影遮挡、视力下降、视物变形等。

（2）治疗方法　补充适当的叶黄素可以在一定程度上预防老年性黄斑变性。

湿性 AMD 常见的治疗方法为眼球内注射抗血管内皮生长因子（vascular endothelial growth factor，VEGF）药物，以达到减少血管渗漏、消除组织水肿、促进新生血管消退或成熟的目的。但新生血管就像农田里的杂草一样较顽固并可能再生，所以没有“一针灵”类药物，眼内注射药物往往需要连续多次注射，治疗后还需要定期到医院复查。

13 黄斑光损伤是什么？

黄斑区视网膜可以吸收光并转变为电信号，当黄斑长时间暴露于大功率激光时，产生热效应（热量导致组织损伤）及电离效应（组织破裂溶解），可导致组织损伤，发生黄斑区感光细胞萎缩甚至黄斑裂孔。黄斑光损伤多见于儿童，由于黄斑神经细胞损伤的不可逆性，这种情况需要引起高度重视。

14 如何避免黄斑光损伤？

（1）正确使用激光笔等激光发射器　由于激光笔、激光灯等购买管理不严，在一些学校文具店便可以买到，有些甚至是“三无”产品，而小朋友玩闹时可能相互照射或者出于好奇照自己眼睛。所以，家长应告诉孩子激光笔可能的危害并妥善放置好家中相关设备。

（2）合理使用电子产品　随着手机、电脑等电子产品在日常生活中越来越重要，其使用时间也越来越长。电子屏幕发出的光线也可能导致黄斑损伤。临床曾见到小朋友暑假长时间玩手机游戏，1个多月视力明显下降，检查后发现黄斑区神经细胞重度萎缩。

15 孔源性视网膜脱离是什么？

当神经视网膜组织出现破洞，眼内的液体可以从视网膜裂孔进入神经视网膜组织和色素视网膜组织中间并累积，使神经视网膜逐渐从色素上皮层分离开来（类似将胶带从纸上撕除的过程），这一过程就称为孔源性视网膜脱离。

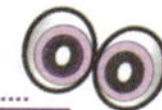

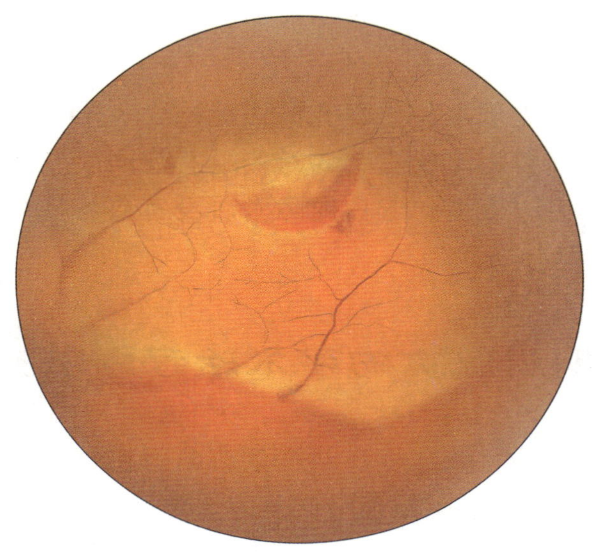

孔源性视网膜脱离眼底照片

孔源性视网膜脱离的常见症状是什么？ 16

当视网膜裂孔出现后，通常伴有以下感觉。

（1）遮挡 眼前像有一层“帘子”遮挡，导致看东西模糊。根据视网膜脱离部位不同，眼前“帘子”遮挡的位置和范围往往不一致。由于大多数视网膜裂孔位于周边部，视网膜脱离患者开始多出现周边部黑影遮挡。

（2）“飞蚊症” 裂孔形成时产生的色素细胞或出血可使患者眼前出现“飞蚊”一样的黑影，常在眼球转动和体位变动时飘动。

（3）闪光 部分患者还会感觉到闪电样的闪光。

孔源性视网膜脱离的常见原因和高危人群有哪些？ 17

在玻璃体后皮质与视网膜分离的过程中，如果局部视网膜较薄弱，就有可能破裂成为视网膜裂孔。这些薄弱区通常与视网膜周边变性有关，视网膜变性处发生裂孔的概率明显高于其他正常部位视网膜。

以下几类人群容易出现孔源性视网膜脱离：①高度近视；②具有视网膜脱离家族史；③对侧眼有视网膜脱离病史；④已知有视网膜周边变性；⑤白内障术后没有放晶状体或放入人工晶状体；⑥眼外伤。

18 视网膜脱离的手术治疗方法有哪些？

手术治疗目的就是将视网膜重新贴附在一起，否则视力最终可能完全丧失，甚至出现眼球萎缩。常见用于治疗视网膜脱离的手术方法有2种：巩膜外加压术和玻璃体切除术。

（1）巩膜外加压术　巩膜外加压术是最经典的视网膜脱离手术治疗方式。通过把硅胶条带放置在视网膜裂孔区对应的白眼球（巩膜）上，并缝合产生向内推的力量，从而将眼球壁推向裂孔及脱离视网膜，结合激光或冷冻治疗，可以对脱离的视网膜进行修复。如果裂孔较大，或裂孔数量较多，也可以使用较长巩膜条带将眼球进行全周包绕，称为巩膜环扎术。

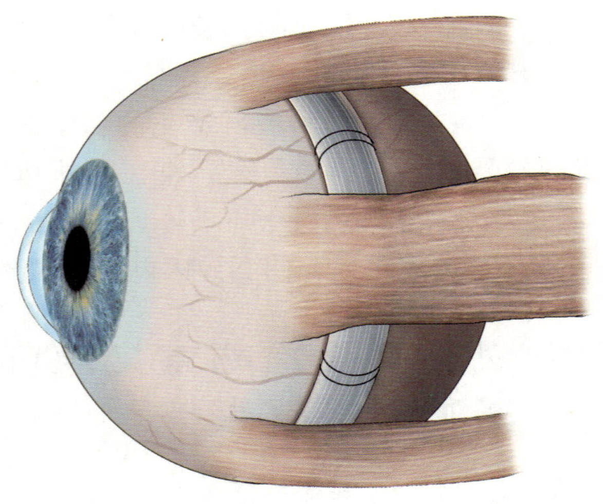

巩膜环扎术（扣带术）治疗视网膜脱离

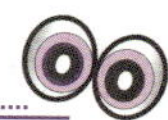

（2）玻璃体切除术 巩膜外加压术的手术部位主要在眼球外部，即巩膜上。由于需先切除眼球中央的玻璃体，因此手术称为玻璃体切除术。

在切除玻璃体并对脱离的视网膜进行修复后，玻璃体腔内通常填充气体或硅油，所以术后也需要配合一定的体位，使气体或硅油的浮力作用于脱离视网膜而保持视网膜贴附状态。最终气体可以被人体吸收，玻璃体腔被眼部产生的液体填满。而硅油无法被吸收，必须在一定时间后通过第二次手术取出。虽然玻璃体切除手术可用于治疗视网膜脱离，但这并非它的唯一用途。前述的黄斑裂孔、黄斑前膜等眼底疾病通常也采用玻璃体切除术进行治疗，仅部分手术过程存在差异。

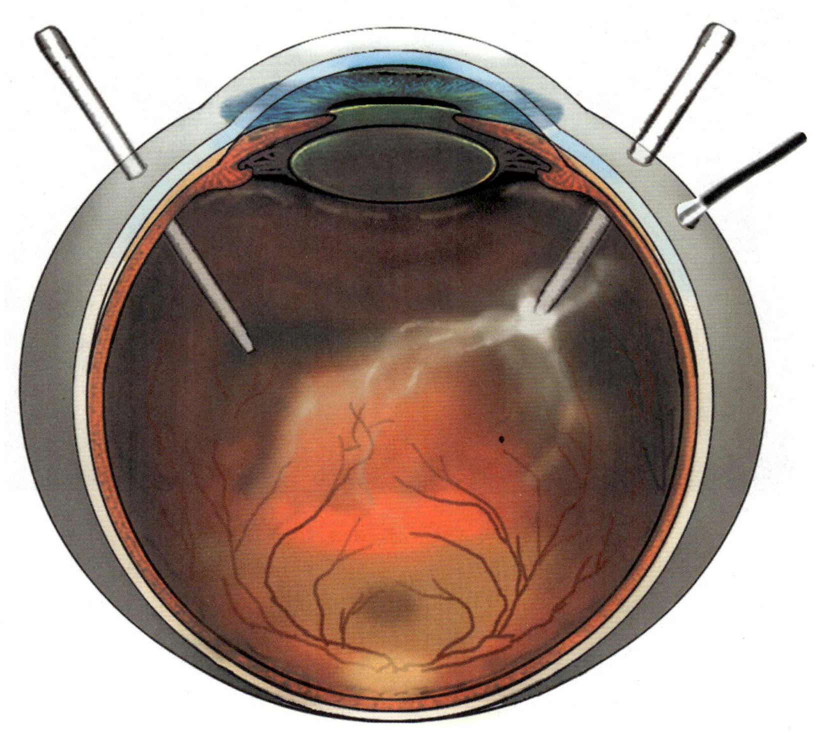

玻璃体切除术治疗视网膜脱离

19 视网膜中央静脉阻塞危险因素和常见症状有哪些？

视网膜中央静脉阻塞（central retinal vein occlusion, CRVO）即视网膜中央静脉发生栓塞，导致静脉血液无法顺利回流到心脏，静脉内压力升高，血液和组织液从中渗漏出来，形成视网膜上火焰样的出血和视网膜水肿。当水肿影响到黄斑时，会导致视力明显下降。

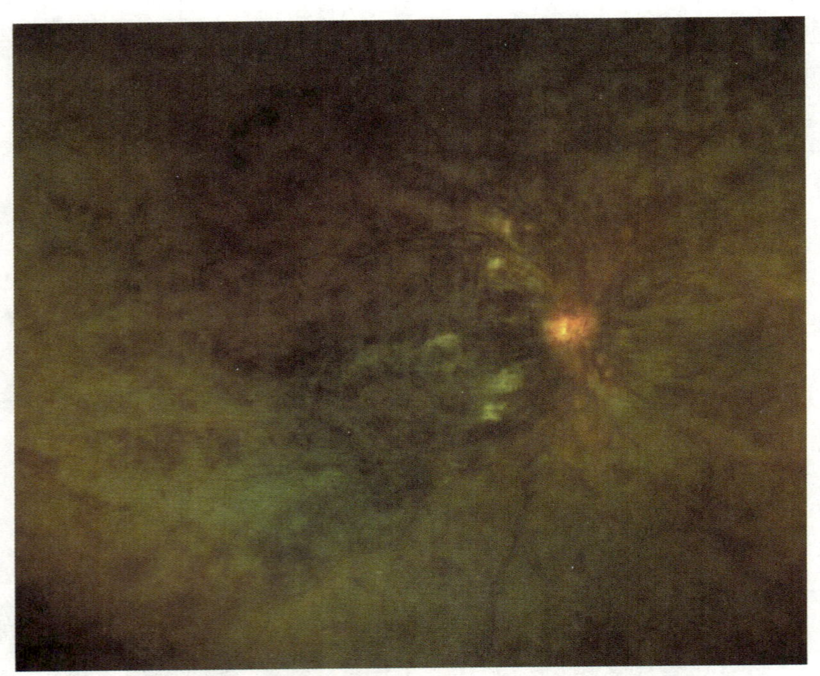

视网膜中央静脉阻塞眼底照片

（1）危险因素　高血压、动脉粥样硬化、糖尿病和青光眼等是常见的危险因素。对于已发生单眼视网膜中央静脉阻塞的患者，另一只眼发生视网膜中央静脉阻塞的比例为6%～17%。

（2）常见症状　患者常突然发生单眼视力下降，通常没有明显的眼部疼痛，视力下降情况常在几天内加重。

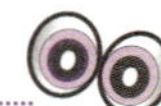

视网膜中央静脉阻塞的分类和并发症有哪些？ 20

（1）分类　根据病因不同，视网膜中央静脉阻塞可分为2类。

1）非缺血性视网膜中央静脉阻塞：病情相对较轻，占发病总数的75%左右，通常视力结果较好。

2）缺血性视网膜中央静脉阻塞：病情一般较重，可导致明显的后期并发症及显著的视力丧失。

（2）并发症

1）黄斑水肿：较高的静脉内压力可引起静脉渗漏的发生，进而导致黄斑区视网膜水肿，引起视物模糊、视物变形等。非缺血性及缺血性视网膜中央静脉阻塞均可出现黄斑水肿。

2）新生血管性青光眼：在缺血性视网膜中央静脉阻塞中，缺血区域缺乏营养供应，可导致异常新生血管在虹膜生长，堵塞眼内房水流出通道，导致眼压力明显增高，进而引起眼痛和严重的视力丧失。

视网膜中央静脉阻塞的检查和治疗方法有哪些？ 21

（1）检查方法　通过视网膜荧光血管造影（fluorescein angiography，FFA），可判读视网膜中央静脉阻塞是否为缺血性。在FFA检查中，将荧光造影剂从手臂血管注入，经过荧光照相机时，造影剂可使血管呈现“高亮”状态。通过在不同时间点采集的一系列图像，FFA可提供视网膜血管状况等信息。此外，OCT检查可用于明确是否存在黄斑区水肿。

除了眼科检查，全身情况如血压、血糖、血脂水平及是否存在心血管疾病等也是需要一一明确的。

（2）治疗方法　视网膜中央静脉阻塞本身无特效治疗方法，目前临床治疗主要针对视网膜中央静脉阻塞并发症。玻璃体腔注射抗VEGF或激素类药物可用于黄斑水肿的治疗。对视网膜缺血情况严重的患者，可进行全视网膜激光光凝治疗，以预防新生血管的生成。

视网膜中央静脉阻塞患者需在治疗的同时定期到眼科复查，以监测病情变化。一旦有眼部疼痛或视力下降，需尽早就医并缩短复查间隔时间。

22 视网膜中央动脉阻塞的危险因素、发病原因和常见症状有哪些？

视网膜有中央静脉和中央动脉各一条，当中央动脉栓塞后，由于眼部突然失去氧气和营养物质供应，相比静脉阻塞，动脉阻塞可造成突然的视力丧失，这种情况被称为视网膜中央动脉阻塞（central retinal artery occlusion，CRAO）。由于视网膜神经细胞的缺血性坏死多不可恢复，大多数患者经过治疗视力也无法恢复到正常水平。

（1）危险因素　高血压、糖尿病和高龄是视网膜中央动脉阻塞的主要危险因素，存在这些危险因素的患者往往存在血液黏稠、血流流速慢等情况。育龄期女性服用避孕药与视网膜中央动脉阻塞发病也有一定关联。

（2）发病原因　造成血管栓塞的原因通常为颈部或心脏的血栓或粥样硬化斑块脱落物阻塞；动脉炎也可以导致动脉栓塞。

（3）常见症状　视网膜中央动脉阻塞通常发病较急，常见的症状主要为突然视力下降。

23 视网膜中央动脉阻塞的检查和治疗方法有哪些？

（1）检查方法　与视网膜中央静脉阻塞诊断相似，可以通过患者症状、视力、眼科显微镜及眼底血管造影检查判断患者是

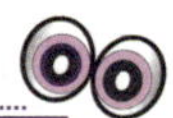

否有视网膜中央动脉阻塞。

（2）治疗方法　治疗最主要的目的是尽快使栓塞血管恢复血液供应。通常医生会采用细针眼部穿刺放水或使用药物降低眼压、按摩眼球促使栓子移动、吸氧减轻视网膜缺氧状态与眼内或全身溶栓治疗等。如果能够及时就诊，比如发病4小时以内，可以根据情况采用溶栓的方法，部分患者有效。

由于眼球血管与大脑血管相连，视网膜中央动脉阻塞患者也存在脑梗死（俗称中风）的风险。一旦栓塞物脱落并移动至大脑，可能导致突发脑梗死。所以在眼部治疗外，一定要进一步全身检查，必要时进行对应的治疗，以降低脑血管意外发生的风险。

生活中如何预防视网膜疾病发生？ 24

俗话说，上医治未病。在日常生活中，我们通过一些措施，是可以预防视网膜疾病发生的。

（1）避免外伤和剧烈运动　当较强的外界力量作用于眼球时，可以导致玻璃体与视网膜之间拉力明显变化，使视网膜裂孔发生的风险明显增高。而尖锐物体扎伤、划伤眼球后，可直接导致视网膜裂孔、脱离，或通过伤后炎症引起黄斑前膜、视网膜前增殖膜生成导致视网膜脱离。在日常生活中需避免眼部外伤的发生。如进行装修等工作可能有木头、金属或石子碎屑生成时，均应该佩戴防护镜，避免异物溅入眼睛引起眼外伤。高度近视人群参与篮球、足球等存在剧烈身体对抗的体育活动时，需佩戴防护眼镜，如有视力下降及其他眼部不适，需及时就医。

（2）保持稳定的血压、血糖、血脂　“三高”（高血压、高血糖、高脂血症）是一系列视网膜血管病变的危险因素。因此，定期体检，维持正常的血压、血糖、血脂水平，尤其是“三高”患者针对性内科治疗也非常重要。

（3）保持营养均衡　对于老年性黄斑变性患者，既往研究表明，每日合理摄入维生素C、维生素E、锌、铜等物质可有效延缓老年性黄斑变性的发展。日常生活中也可以多吃暗绿色蔬菜，避免吸烟，并多参与体育活动。需要注意的是，补充营养物质并不能替代目前主流的治疗方法，眼部不适时需要及时就医，及时治疗。

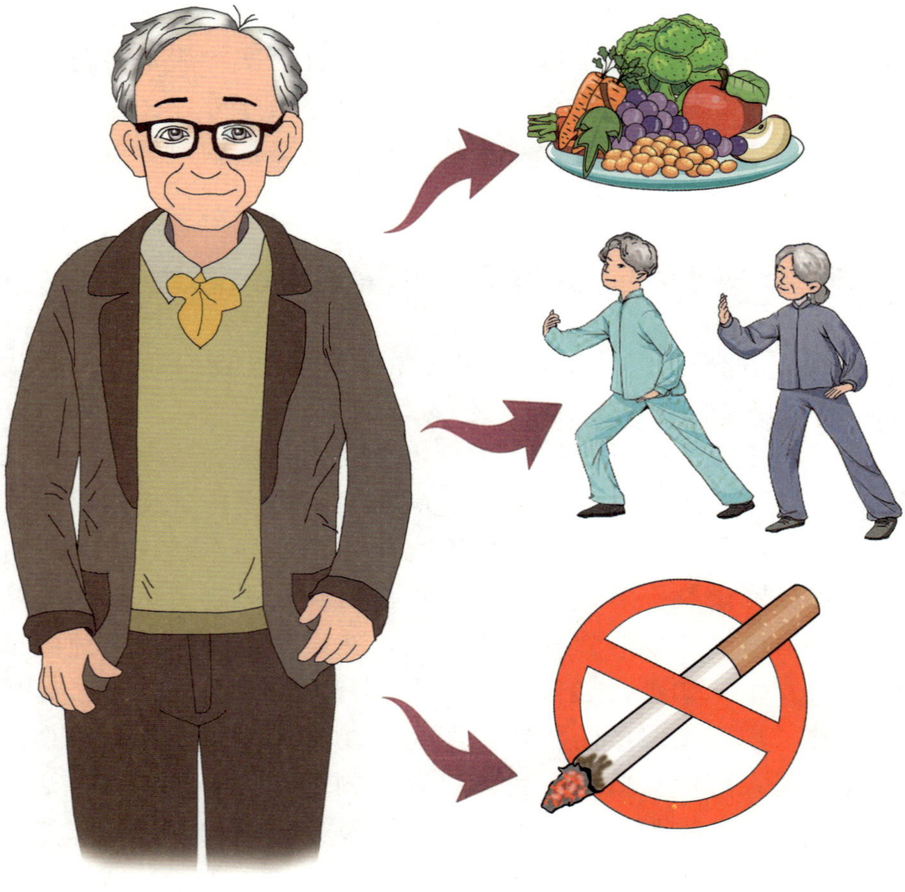

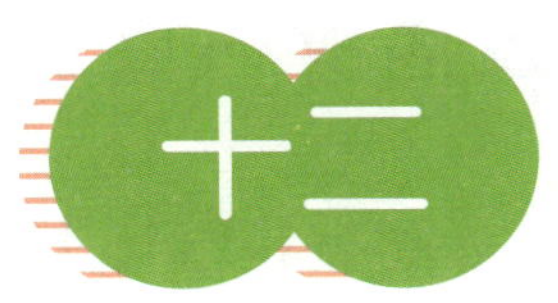

眼外伤

“熊孩子”玩玩具枪要当心，玩具子弹击中眼部风险大！ 01

很多家长和孩子认为，玩具枪的子弹就是个玩具而已，打着人也不会受伤，这是一种错误的认识。玩具枪的子弹如果击中眼睛，可能会造成眼球钝挫伤，进而发生很多不良后果，最常见的就是角膜水肿、前房积血。有些患者经过治疗，前房积血吸收了，角膜水肿消失了，眼压也正常了；即使如此，对一部分患者的远期而言，眼睛仍有“隐患”，比如房角分离造成后期眼压的升高引起继发性青光眼、外伤性白内障的发生，以及迟发性视网膜脱离（锯齿缘截离）。所以眼球钝挫伤不是一个单纯问题，往往是“一系列”问题的集合，应当引起人们的重视。

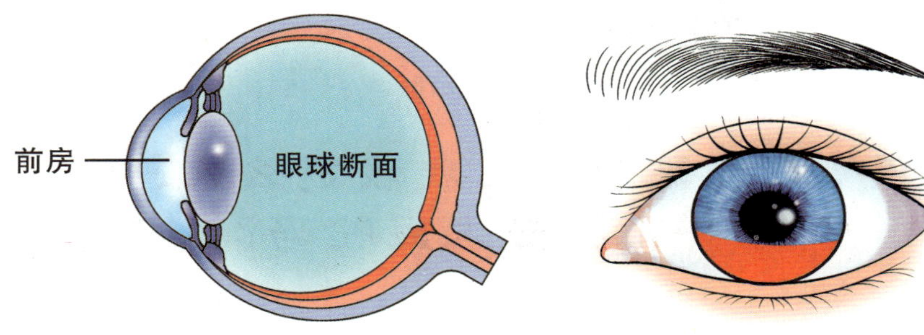

前房积血

02 警惕受伤后眼内有一股“热泪”流出！

通俗地讲，开放性眼外伤就是眼球上有“口子”了，是致伤物穿入眼球组织，造成眼球壁穿孔或破裂。此种外伤对眼睛损害极大。第一种损害就是眼内东西流出来，丢失了一部分眼内容物；第二种损害是外面的东西（如异物或细菌）可能进入眼内。

开放性眼外伤时，患者马上就会感觉有一股“热泪”由眼内流出，继而出现怕光、流泪、疼痛和视力减退等症状。立即就医的患者，检查可见前房浅或消失、眼压降低，俗称眼球“瘪了”，患者常合并眼内组织脱出并伴有前房积血、晶状体混浊及玻璃体积血等情况。

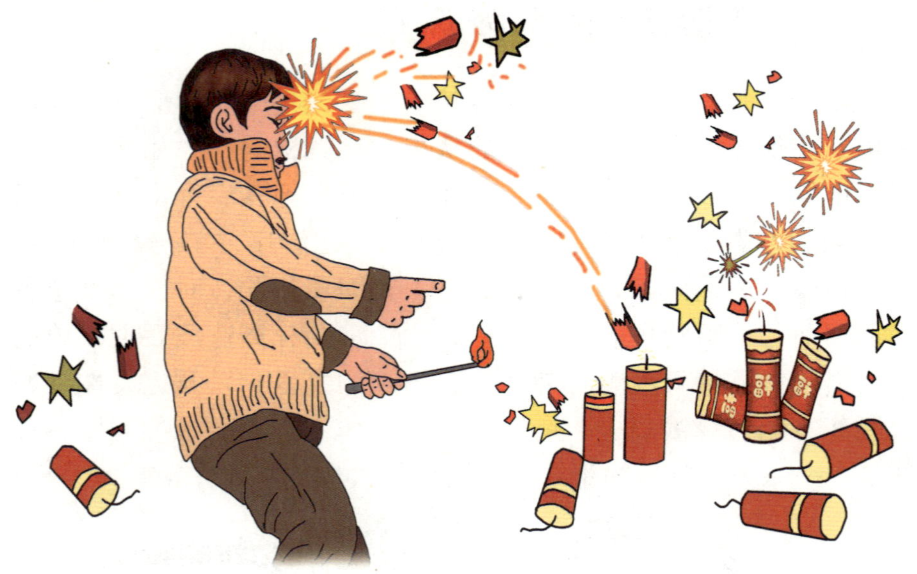

03 眼球破裂了，我该怎么办？一定要去大医院吗？

眼球是一个高度透明的器官，也是一个极脆弱的器官。大

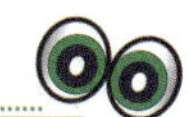

家可以把眼睛内部组织想象成“鸡蛋的内部成分”，一旦受到严重的外伤，眼内组织将大量流失，严重损伤视功能，甚至眼球不能保留，是眼科最常见及最严重的急症。

眼球出现伤口以后，伤员应立即躺下，避免活动，严禁用水冲洗伤眼或涂抹任何药物，只需在伤眼上加盖清洁的纱布，严禁加压，以免眼内组织大量涌出。同时遮盖健眼。双眼均需遮盖，主要是因为双眼的运动具有协同性，健眼转动会带动伤眼同时转动，进一步加重眼部损伤。然后迅速将伤员送往医院抢救，并尽量减少路上颠簸，以减少眼内容物涌出，不得耽误片刻。

开放性眼外伤大多由锐器如刀、剪等直接刺伤引起，另外鞭炮伤也可引起。对于插入眼球里的异物，原则上不应将其强行拉出。有的伤口处会有一团黑色的虹膜或胶冻状的玻璃体等眼内容物冒出，此时绝不可将其推回眼内，否则会发生眼内感染、全眼球炎甚至颅内感染，危及生命。

眼球破裂后，大家的感觉是“我看不见了，我要去最好的医院治疗”，但是这种想法往往会耽误治疗。其实，没有必要非得到最好的医院，就近到有条件缝合的医院，先进行眼睛伤口的缝合，避免眼内组织丢失。

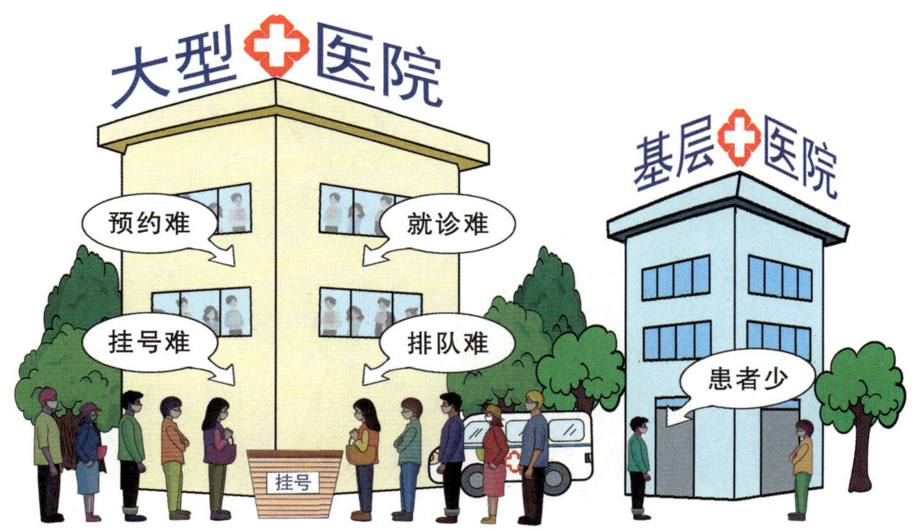

04 眼睛被“铁水”烧一下有那么严重吗？

近年来小型金属加工厂发展较快，工人与铝水、铁水接触机会较多，而打工者多为农民，缺乏专业知识和安全意识，未及时采取劳动保护措施，故受伤机会较多。成年人首要的致伤原因是工伤（81.8%）。所以在此提醒大家，特殊工种需要佩戴眼部防护镜。

热烧伤后由于眼部组织蛋白质变性、凝固和坏死脱落，角膜缘血管网坏死和血栓形成，胶原酶水平增高，引起角膜损害、角膜缘干细胞缺失、角巩膜坏死；后期发生睑球粘连、角膜血管化白斑、眼睑内翻等并发症，或可见角膜瘘、角膜葡萄肿、白内障、继发性青光眼、低眼压，甚至眼球痨等。

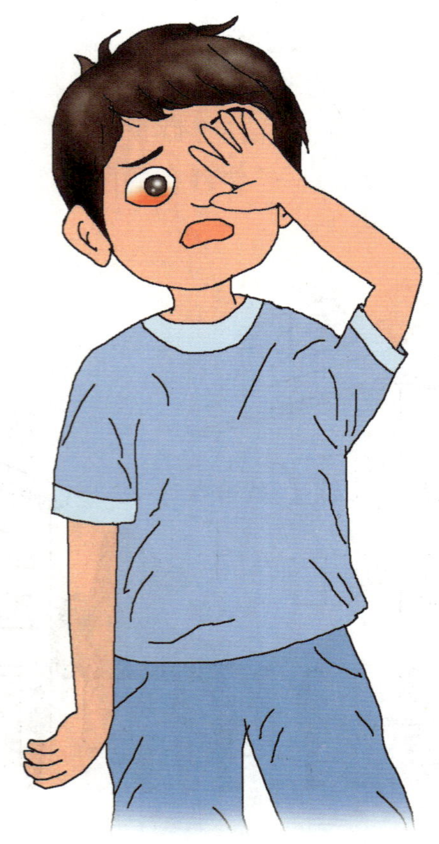

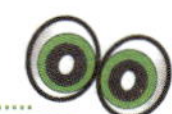

眼睛里进入化学物质，务必争分夺秒！ 05

化学性眼外伤的治疗必须强调现场急救的重要性，要争分夺秒，就地取材，彻底冲洗。如果现场不能找到清水和生理盐水，也可以选择河水、井水进行自救。冲洗时应翻转眼睑（眼皮）、转动眼球仔细冲洗，将结膜囊内的化学物质彻底洗出，至少冲洗30分钟，但要注意水压不能高，还要避免水流直射眼球和用手揉搓眼睛。一些患者由于眼部皮肤肿胀或皮肤烧伤不能翻转眼皮，需让患者睁开眼睛，或用手把上下眼睑扒开，将面部浸入装满清水的脸盆或水桶，反复转动眼球或头部在水中左右晃动冲洗，将眼部损伤降至最小。最后，将眼睛用纱布或干净手帕盖住，紧急送往医院治疗。

碱性物质既溶于水又溶于脂肪，进入眼内后很快和角膜发生皂化反应和溶解作用，导致碱性物质进入眼内引起广泛且严重的损伤。强酸能使蛋白质发生凝固，凝固的蛋白质不溶于水，某种程度上阻止酸性物质进一步侵入，所以碱性物质烧伤重于酸性物质烧伤。

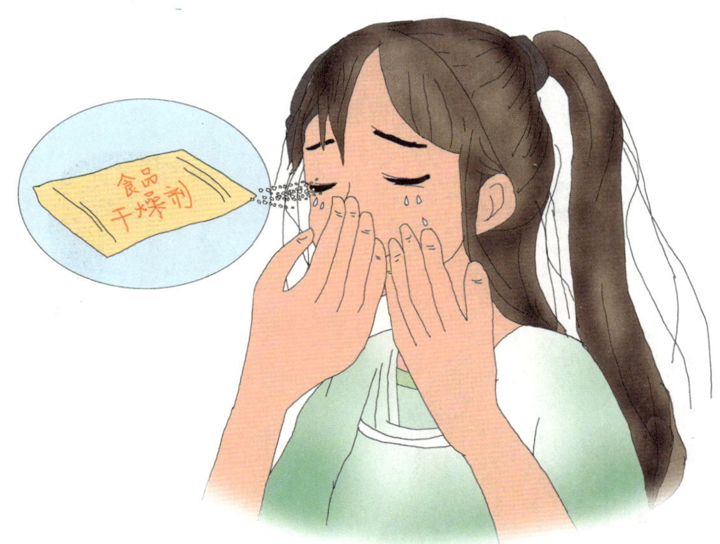

06 眼里有铁屑、铜屑，但视力很好，不治疗可以吗？检查时需要注意什么？

铁异物存留数日至数月可发生铁锈沉着，首先出现在异物的周围，以后则扩散到眼球内各组织中，呈现棕黄色的细微颗粒样的沉着，时间久了会有虹膜萎缩、后粘连、散大等体征；晶状体出现棕色颗粒或呈弥漫的棕黄色，出现白内障；玻璃体液化混浊呈棕褐色，视网膜易受其侵犯而发生变性萎缩，表现为视力减退和视野缩小，甚至视神经萎缩至视力完全丧失。

铜异物进入眼内数小时，即可在房水中查到铜含量增加，但临床上出现铜锈症的表现则常在伤后数月或更久。异物的含铜量愈高，铜锈症愈重，临床上常呈现角膜凯-弗环（K-F 环）的典型表现；虹膜亦呈现黄绿色，瞳孔中等度扩大，反应迟钝；晶状体混浊而发生白内障；玻璃体内呈现众多细微的深黄绿色颗粒，随眼球的运动而飘动；眼底视网膜出现黄绿色颗粒状沉着，进而出现萎缩灶，甚至出现无菌性化脓至眼内炎，导致视力丧失或眼球萎缩。

金属异物、玻璃异物等可进行 CT 检查证实。在没弄清异物性质的情况下，禁忌进行磁共振检查，磁共振检查可造成铁异物位置改变，导致更多、更严重的损伤。

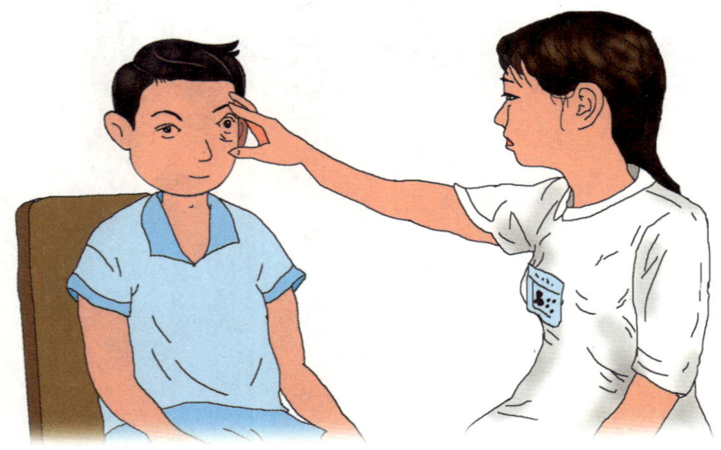

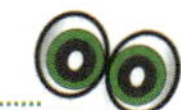

就碰了一下眉弓部，为啥这只眼睛就看不见了？ 07

颜面部、眼眶骨折及闭合性的头部外伤，均可累及视神经的任何部位，从而引起部分或完全的视力下降甚至丧失，称为外伤性视神经病变。视神经损伤后视力下降者一般有头部外伤史，以交通事故伤多见，其次为其他原因所致额部撞击伤、刺伤、挫伤等。在治疗过程中，很多患者往往不理解为什么颜面部受伤（尤其是眉弓处）后眼睛却看不见了。通常外力作用于眉弓处皮肤（眉弓处与视神经大致在同一个平面），除造成皮肤裂伤外，外力继续向内传导，导致视神经震荡、水肿，严重者可导致视神经周围出血。由于视神经管空间狭小，视神经水肿后进一步加重视神经缺血，使视神经损伤更加严重，导致视力不可逆损伤。

孩子的眼睛被激光笔照了一下，为何看不清了？ 08

激光具有单色性、方向性及相干性等物理学特点，对人眼的损伤主要为热效应、光化学效应、冲击波效应。眼球具有良好的聚光系统，使激光进入瞳孔到达视网膜的光能密度增大，黄斑

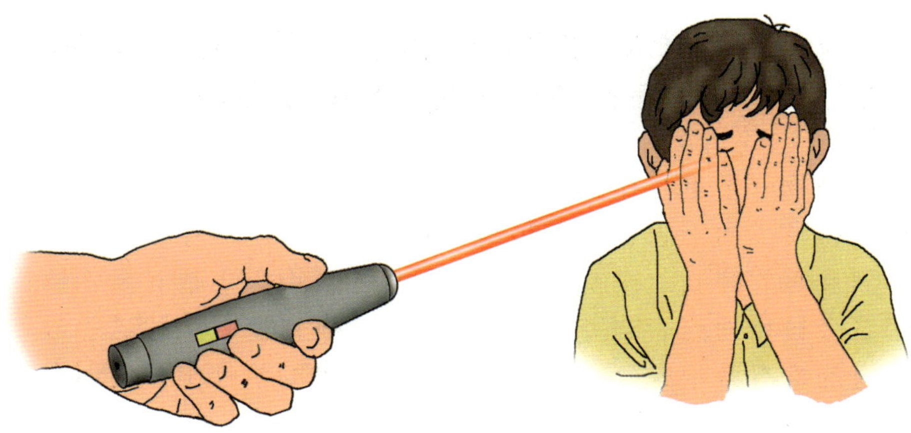

区更敏感。损伤轻者视网膜出现灰白色水肿，病程为1～2周，水肿消退；损伤重者视网膜灼伤，出现裂孔、出血，病程为3～4周，出血吸收后，留有色素沉着并形成瘢痕。如果病变涉及黄斑区（视力最敏锐的结构），视力可降至0.7以下，并在视野内出现盲点。

09 白天看电焊后，夜间为何双眼疼痛难忍？

电光性眼炎多发生于接触紫外线辐射而无防护者，在高原、冰川、雪地、海面、沙漠中作业和旅游时发病者又称为“日光性眼炎”或“雪盲”，因在这些地区，阳光中及反射光中紫外线含量较高所致。如电焊操作时未戴防护用品，则引起电光性眼炎。眼部损伤的程度和潜伏期与接受紫外线的总量有密切关系，紫外线在组织中有蓄积作用，24小时内所接受紫外线的总和与在短时间内一次性接受的量相同，则其损伤程度也相同，24小时后无蓄积作用。潜伏期以4～9小时多见，最短的为半小时，最长的不超过24小时，其中6小时者最多。本病特征是起病急，多在夜间发病，并多双眼同时发病。急性电光性眼炎的自觉症状有眼部烧灼感和剧痛、眼睑痉挛、畏光、流泪等。

10 玉米叶划伤眼睛后，“随便”买瓶滴眼液滴眼就行了吗？

植物叶子上存在很多真菌孢子，眼睛损伤后往往发生真菌性角膜炎。由于患者自身知识所限，不能正确治疗，病情不能得到及时的控制。在初期治疗的过程中，由于患眼有异物感，患者会自行到药店购买一些抗炎的复合制剂滴眼液，这些滴眼液有的含有激素成分，而激素在真菌感染的治疗中，反而会起到反作用，导致病情加重。

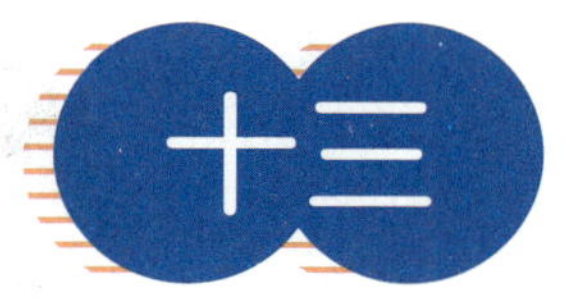

十三 眼科神经疾病

01 为什么影视剧里医生总是要检查患者的瞳孔?

一旦有人昏迷、跌倒，马上就会有医生过来扒开患者眼睑进行检查，这堪称是影视剧里老套的画面之一。但这也说明观察瞳孔大小和对光反射进而协助诊断大脑和神经系统疾病是临床上的一个常规操作。

瞳孔接受光线照射后会不由自主地缩小，医学上把这种现象称为对光反射。再讲得深奥一些就是瞳孔的扩大和缩小是由不同神经控制的。其中命令瞳孔扩大的神经中枢位于级别最高的大脑。患者浅昏迷时，高级的大脑皮质最先受到抑制，瞳孔扩大的命令无法传达，患者瞳孔缩小；深度昏迷时全脑抑制，瞳孔所有的肌肉处于类似瘫痪的状态，表现的就是瞳孔散大。

另外，不同药物对脑组织抑制的区域不同，也会影响瞳孔大小。阿托品、肾上腺素、氰化物、酒精等中毒时会导致瞳孔散大；有机磷、吗啡、水合氯醛等药物中毒会导致瞳孔缩小。同样颅脑外伤患者，初期瞳孔缩小说明只有颅内水肿或出血仅累及大脑皮质，以后瞳孔散大表明病灶范围扩大，常预示病情严重。

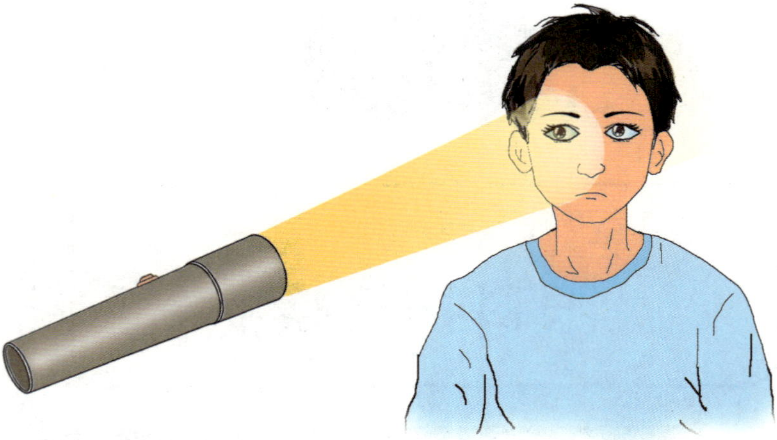

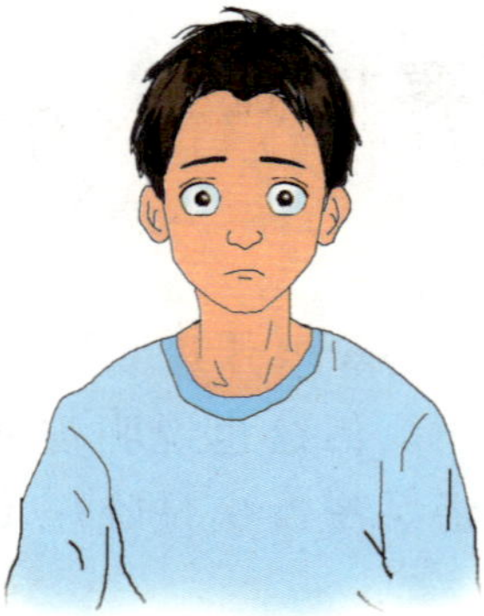

光照一个眼睛，正常情况下双眼瞳孔缩小

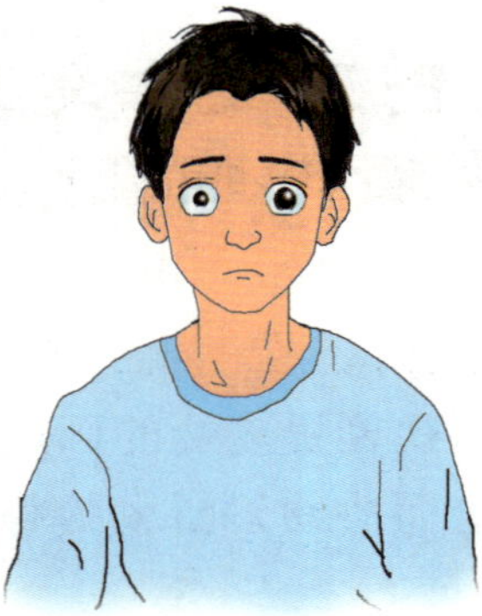

光照的眼睛瞳孔会缩小，但是另外一侧的瞳孔不会缩小，这是间接对光反射消失

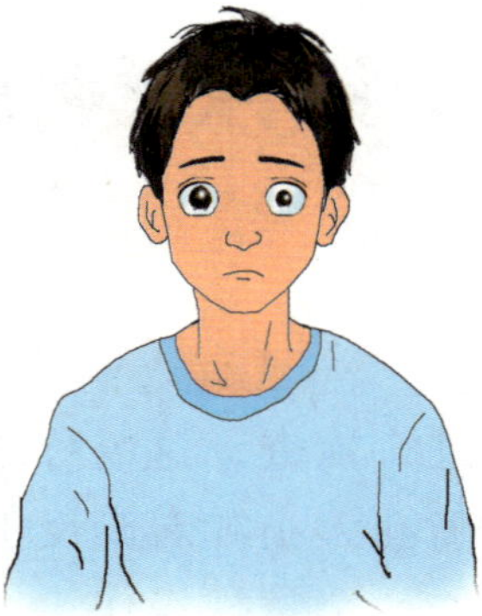

光照的眼睛瞳孔不会缩小，但是另外一侧的瞳孔会缩小，这是直接对光反射消失

02 什么是神经眼科学？

医学发展的趋势是专业分科越来越细，这大大提高了医生的专业能力，但人是个整体，一个部位或者系统的疾病往往与其他部位或系统相关，分工细致在提高专业化的同时也造成了一些交叉学科成了冷门。神经眼科学正是这样的交叉学科，其

涵盖了眼科、神经内科、神经外科、耳鼻咽喉头颈外科等多个专业的知识。

眼球是一个复杂的器官，除了需要感知疼痛、冷热，还要做左右转动、睁眼、闭眼等动作。另外，眼睛接受的光线、图像信息也需要传递到大脑。这些方面出现问题都是神经眼科学的研究范畴。具体来说，出现眼睑下垂睁不开眼、看物体出现重影同时眼球转动障碍，还有视力急剧下降、眼前看到的范围缩小、瞳孔大小异常等都和眼部神经系统有一定的关系。如果有以上问题，可以选择去医院的神经眼科就诊。

得了视神经炎要赶快用抗生素吗？ 03

按照字面上的理解，视神经炎就是视神经发炎了。这么理解不能算错，但是“发炎”是一个很宽泛的概念。细菌、病毒感染导致发热、感冒是一种发炎，腰酸背痛、关节肿胀也是一种发炎。后一种发炎就是我们常说的风湿病，通常是机体自身免疫调节功能紊乱导致的。

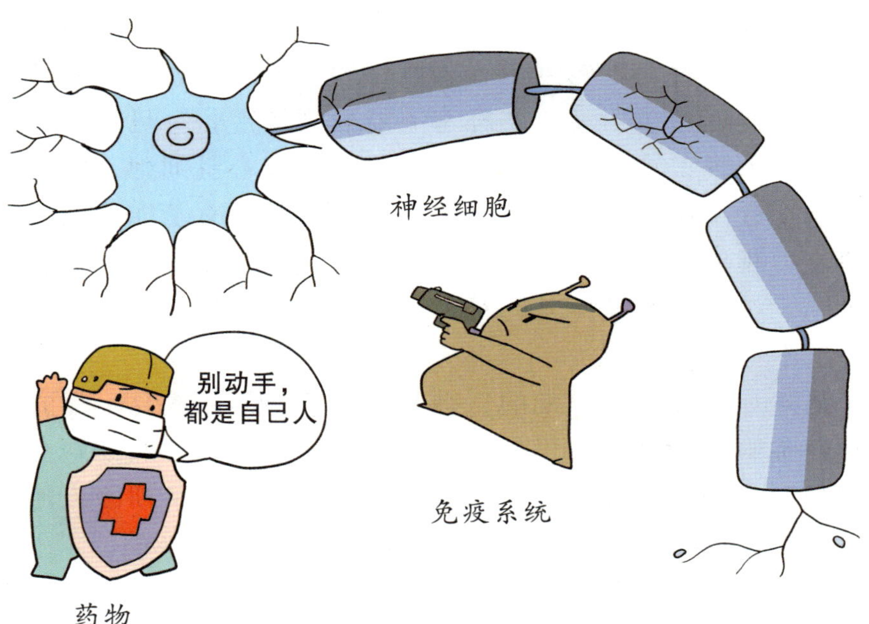

视神经炎是青中年人最易罹患的致盲性视神经疾病，并不是一个单一的疾病。神经周围组织的感染，如鼻窦炎、口腔感染等只是其中少见的病因，众多临床研究发现只有不足5%的视神经炎患者存在感染因素。多数视神经炎是一种视神经的风湿病，是一种没有细菌感染的炎症，不需要使用抗生素。国内最常见的种类是特发性视神经炎，糖皮质激素是视神经炎急性期的首选药物。通常只有影像学检查发现明显的眼眶周围组织感染才考虑使用抗生素。

04 视神经萎缩后还能恢复吗？

临床上常常可以看到一些患者的视神经颜色为淡黄或苍白色，边缘模糊，生理凹陷消失，眼科医生将这样的改变称为视神经萎缩。

想要明白视神经能否恢复，首先要知道人体组织细胞分为三大类。第一类细胞总在不断地增殖，以代替衰亡或破坏的细胞，例如血细胞、精子、卵子等，称为不稳定细胞；第二类细胞增殖现象不明显，但在组织损伤时，可表现出较强的再生能力，这类细胞称为稳定细胞，如肝、胰、汗腺、软骨细胞等；第三类细胞在出生后无论怎样都不能分裂增殖，一旦遭受破坏则永久性缺失，如神经细胞、骨骼肌细胞及心肌细胞，它们统称为永久性细胞。永久性细胞死亡后只能被没有功能的瘢痕组织填充。视神经萎缩后表现出来的视神经颜色苍白并不代表血管萎缩、消失，而是此处的神经细胞被瘢痕组织代替了，这一过程是不可逆的。

虽然如此，对于早期的视神经萎缩还是不能放弃治疗的。视神经细胞死亡是不可再生的，但是坏死部位正常的细胞会通过产生更多的神经纤维来代偿坏死细胞的功能，早期治疗能促进代偿机制的修复，还是有希望恢复少部分神经功能的。

未来通过干细胞移植、基因治疗、人工视网膜或皮层组织植入等，可能会给视神经萎缩的治疗点燃希望之光，这一顽疾也必然会被人类攻克。

Leber病是怎么回事？ 05

在科技界有这样一种传统：用科学家的姓氏来命名他的科研成果，以示纪念和表彰。哈雷彗星、牛顿定律等都是按照这个习惯命名的。同样，Leber病（莱伯病）是1871年由Theodor Leber最早发现、总结的。

Leber病的另一个名称是遗传性视神经病变，因此该病从本质上来说是一种基因病，通常由母亲遗传给孩子，尤其是男孩，在大部分家系中男性患者占八成以上。该病其他特点包括大多数患者在15～35岁出现视力丧失；视力下降可为急性或亚急性，一般无痛，常伴有色觉障碍；单眼起病，另一只眼常在数周或数月内受累。

另外，Leber病的病变基因在线粒体上，而线粒体是多数细胞内广泛存在的一种细胞结构，主要功能是利用氧化作用给细胞提供能量，相当于细胞的发动机。因此，环境中存在的影响细胞线粒体能量代谢的因素均可加重该病，如吸烟后产生的大量氧自由基、饮酒产生的酒精代谢物乙醛等。除了烟酒之外，目前认为创伤应激、维生素缺乏，以及一些内环境因素如体内酸碱失衡、内分泌紊乱等都可造成线粒体缺氧性损害，加重病情。因此，Leber病不仅仅是一种与基因相关的遗传病，后天环境因素也可能对该病产生重要影响。

Leber病常用的药物治疗是应用艾地苯醌和补充维生素，但遗憾的是效果不确切。该病的攻克还有赖于基因治疗技术的进一步发展，通过基因修复治疗该病是未来的发展方向。

06 缺血性视神经病变是怎么发生的？

本书的第一部分已经介绍了巩膜组织，也就是人们常说的白眼珠，是眼球的护甲。巩膜坚韧、质密，滋养视网膜的血管和传递视觉图像的视神经只有在眼球后方巩膜薄弱的部位才能穿过巩膜，这个部位，医学上称为筛板。筛板的直径只有1.5 ~ 2.0毫米，大约相当于一粒芝麻或者牙签的直径。这么小的面积里要通过100多万条视神经纤维和微血管，空间十分狭窄、拥挤。再加上周围都是质密、坚韧的巩膜，一旦全身合并糖尿病、高血压、动脉硬化，或者红细胞增多、白血病、贫血等导致血液黏稠度增加的情况，都会使供应此处的微动脉发生栓塞，导致视神经缺血。甚至眼压增高、视神经盘微动脉受压都会诱发该病。

还有一种罕见的病因，即动脉炎性前段缺血性视神经病变，患者通常伴有大血管的炎症，如颞动脉炎，临床特点是患者年龄较大，一般双眼发病，视力损伤严重，患者红细胞沉降率（血沉）和C反应蛋白常升高。

07 如何诊断和治疗缺血性视神经病变？

缺血性视神经病变在中老年人群中较常见，女性患者多于男性。本病的诊断标准为：高龄、单眼发病、视力障碍、水平性半盲、视神经盘苍白水肿。该病发作后很少复发，不过另眼发病的可能性却不容忽视，约有15%病例在一只眼发病后5年内另眼发生同样病变。

目前为止，本病尚缺乏经过科学验证的有效治疗方法。考虑病因与血液高凝状态或后睫状短动脉血栓形成有关，可进行抗血小板、溶栓或扩张血管治疗，但并未取得理想效果。全身使用或玻璃体腔注射糖皮质激素，通过减轻视神经盘水肿，可能促使功能恢复。这些报道或因研究设计存在缺陷或因病例数太少，未获得普遍认可。用高压氧舱提高血氧浓度，以期改善视神经缺

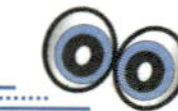

血、缺氧状态，效果不佳。手术治疗方面，如视神经鞘膜开窗减压，经多中心临床试验，因疗效差而提前终止；经玻璃体视神经放射状切开术，也未见到确切疗效。故目前的治疗还只能是针对全身血管高危因素，期望减少另眼的发病。

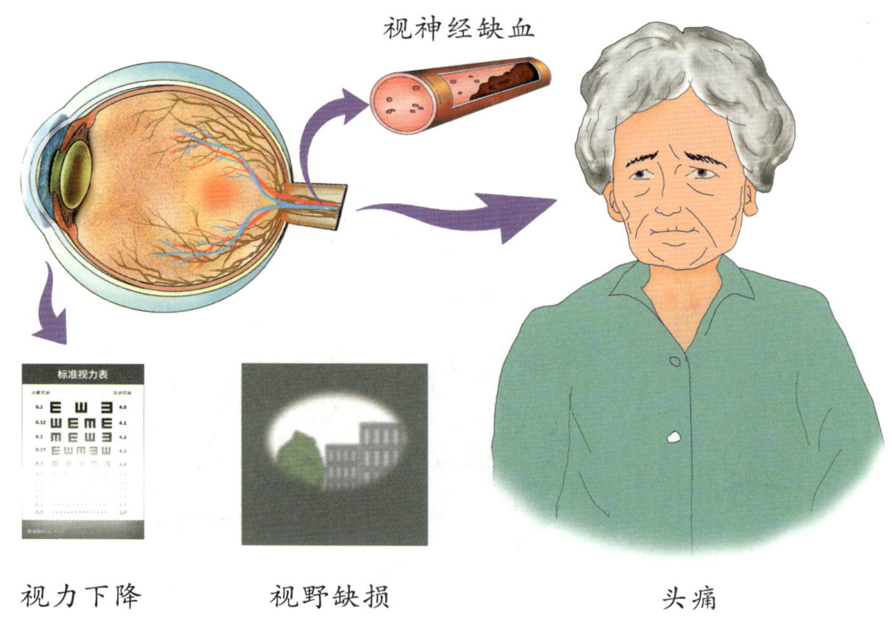

视力下降　　视野缺损　　头痛

视觉障碍为什么要做脑部磁共振检查？ 08

眼和脑在组织上相延续，功能上相互依存，研究发现人脑约 45% 的回路与视觉系统有关。因此，当出现视野缺损、视物重影、视力下降等症状时要考虑是否为大脑病变导致。例如，高颅压会引起视神经水肿、颅内肿瘤会引起视野缺损和眼球运动障碍、脑动脉阻塞会引起视力下降和偏盲等，这些疾病往往以复视或视力异常为首发症状，如果不了解神经内科的基础知识，难免会造成诊断和治疗上的延误。

此外，眼部的视神经、血管是和脑组织相延续的，即便是视神经炎、视神经水肿、缺血性视神经病变等眼球本身的疾病，其发病机制也往往与中枢神经系统相关。例如，视神经炎往往合并脊髓炎，如果不做脑部和脊髓检查就会贻误病情，导致不可挽回的后果。

疾病的治疗最重要的是找准病因，最忌头痛医头、脚痛医脚。除了视觉障碍，眼部出现视物重影、睁眼困难、眼球无法转动、瞳孔大小异常等，都可能和脑部疾病有关，都要做脑部磁共振检查。

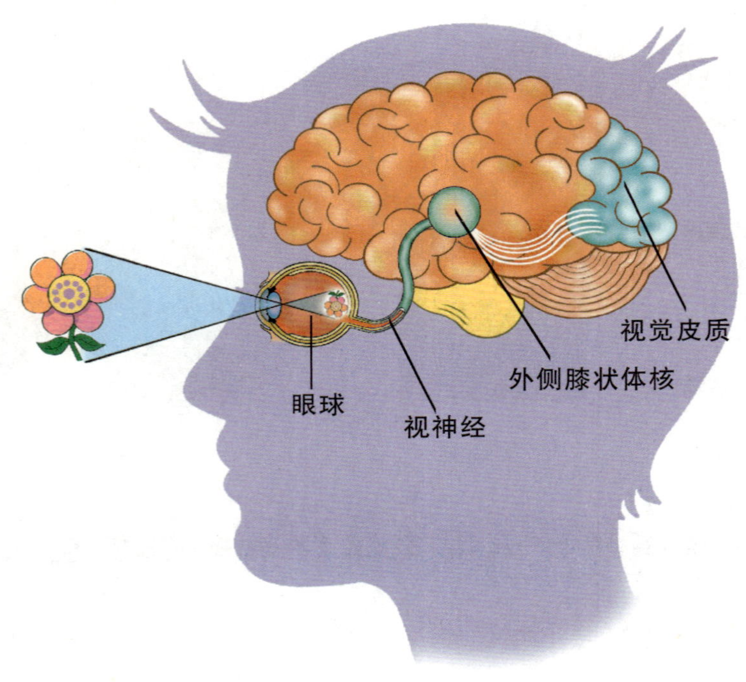

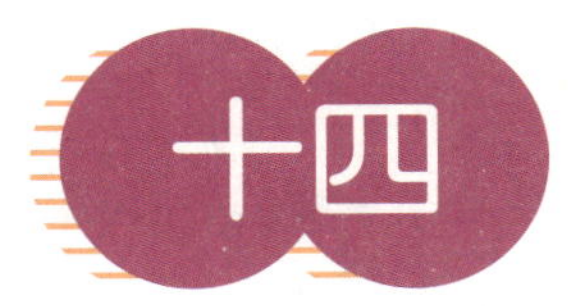

其他疾病的眼部表现

高血压

高血压患者为什么要进行眼部检查？ 01

高血压是一种全身性疾病，会引起多个系统损伤。高血压患者进行眼部检查有两个方面的意义。一是由于眼底的血管是全身唯一可以在活体上直接观察到的血管，对高血压患者眼底病变的检查可以在一定程度上反映全身其他血管系统的情况，是了解全身微循环状态的一扇重要窗口；二是高血压可以造成多种眼部疾病，除了高血压视网膜病变以外，还有高血压视神经病变、视网膜动静脉血管阻塞、缺血性视神经病变、眼运动神经麻痹等。

高血压视网膜病变有哪些临床表现？怎么分级？ 02

如果你患有高血压，出现了视物模糊症状，或到医院常规体检时，医生一定会给你做一个眼底镜检查。通过简单的眼底镜检查，医生可以初步了解你是否合并高血压视网膜病变及病变的严重程度。

1939年就被提出的Keith-Wagener-Baeker眼底分级法在如今仍然具有重要的临床指导意义，它根据高血压视网膜病变的严重程度将病变分为4级。Ⅰ级：轻度的高血压患者，视网膜血管轻微收缩。Ⅱ级：除了Ⅰ级改变，出现了明确的视网膜动脉狭窄和动静脉交叉压迫，视网膜动脉壁增厚、管腔狭窄使得动脉血管看上去呈现“铜丝”或“银丝”的外观，而由于视网膜的小动脉和小静脉在交叉处通常共用鞘膜包裹，硬化的小动脉会压迫小静脉，造成一种“切割”的外观。Ⅲ级：包括Ⅰ、Ⅱ级病变，同时出现了视网膜出血、渗出改变，此期患者多伴有心、脑、肾的病变。Ⅳ级：在以上各种病变的基础上，出现了视神经盘水肿，此期心、脑、肾的病变更严重。

除了常规的眼底镜检查，有些患者可能还需要一些辅助检查，如眼底荧光血管造影及光学相干断层扫描等。

03 如何治疗高血压视网膜病变?

高血压视网膜病变最基本也是最重要的治疗就是降低血压。降低血压的策略包括生活方式的干预和药物治疗。高血压患者应该减少钠盐摄入、控制体重、戒烟酒、增加运动、减轻精神压力保持心理平衡；抗高血压药物的应用需要在内科医生的指导下进行。少数患者视具体情况可能需要眼底激光等眼科专科治疗。

04 高血压引起的“眼中风”，你了解吗?

高血压引起的“脑中风”（脑卒中），大家都很熟悉，但是，你知道高血压也会引起“眼中风”吗？“眼中风”是由视网膜动脉阻塞引起，“三高”（高血压、高血糖、高脂血症）

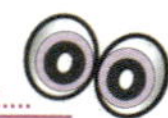

患者容易发生，由动脉阻塞导致视网膜急性缺血，视力严重下降，是导致盲目的急症之一。视网膜动脉阻塞是所有眼科急诊中唯二需要争分夺秒、抢救性治疗的情况（另一种是眼部化学烧伤）。“三高”患者出现无痛性的、突然的视力严重下降或失明，应该意识到此病的可能，应立即到眼科进行检查和治疗。治疗方法包括吸氧，降眼压，应用血管扩张剂、抗凝剂，以及针对全身病因如高血压的治疗。

甲状腺疾病

05 眼睛鼓鼓的，像金鱼的眼睛一样，这种情况正常吗？

生活中，我们可以看到一些人的眼睛鼓鼓的，像金鱼的眼睛一样，与之对视，总有种生气瞪着你的感觉。其实这些人可能是患了一种名为甲状腺相关眼病的疾病。甲状腺相关眼病，顾名思义，这种患者多数伴有甲状腺功能异常，其发病率在成人眼眶疾病中居首位，女性多发，为男性的6倍。眼或眼睑红、上眼睑水肿、眼睁开过大、有眼袋、出现视物模糊，以上5个症状出现了3个，就要警惕甲状腺相关眼病，需要去医院检查一下了。

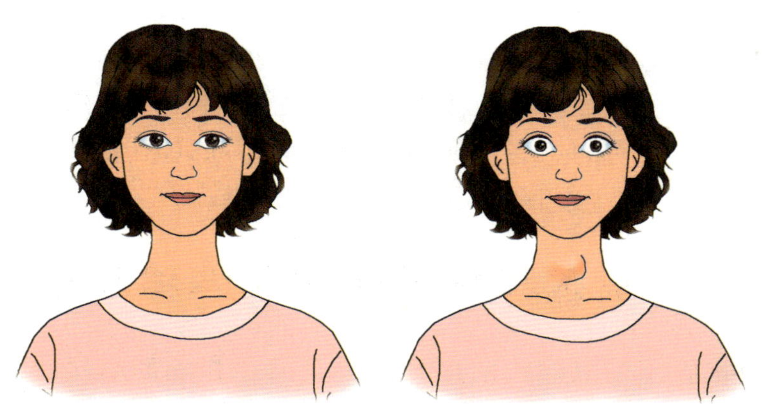

06 什么是甲状腺？发生甲状腺相关眼病的原因是什么？

甲状腺是人体重要的内分泌器官，位于颈部，形似盾甲，因此得名。甲状腺通过分泌甲状腺激素，调节人体的新陈代谢，人体的智力发育、体格发育、精神状态都受其调节。

甲状腺相关眼病是一种自身免疫病。人的免疫系统就像一支军队，时刻在抵御有害物质入侵，保卫身体健康。而自身免疫病就是这支军队把自身的正常组织误当作有害物质进行攻击，因为眼眶组织和甲状腺在免疫学上有相似之处，所以同时受到攻击，导致甲状腺和眼部同时出现问题。

07 甲状腺相关眼病有哪些临床表现？

甲状腺相关眼病最常见的首发症状是眼部外观改变，就是上面所说的“瞪着眼”和“金鱼眼”。前者为眼睑征，约90%的患者会出现上睑退缩，通俗地讲，就是上眼睑往上移动，下眼睑往下移动，眼睛露白多，看上去就像老是瞪着眼睛一样，上睑退缩是该病的特征性改变。后者是由眼球突出所致。随着病情进展，可能出现眼部肌肉的受累，导致眼球运动障碍，并因此出现视物重影症状。重度的眼球突出可以导致眼睑闭合不全，角膜长期暴露导致角膜损伤，这时会出现眼痛、畏光、流泪等，严重的可致角膜溃疡甚至穿孔。少数患者由于眼眶内压力升高压迫视神经，导致视力下降甚至失明。伴有视神经病变和角膜上皮损伤的患者，属于急重度的甲状腺相关眼病，严重威胁视力，应紧急就医，以免造成严重后果。

08 甲状腺相关眼病怎么治疗？

甲状腺相关眼病的治疗分为全身治疗和眼部治疗两部分。甲状腺功能紊乱，无论是甲状腺功能亢进还是甲状腺功能减

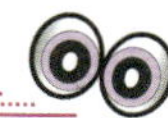

退，都会对眼部造成不良影响，纠正甲状腺功能异常及维持其稳定极为必要。眼部治疗应根据患者具体病情进行个性化治疗。由于睑裂增宽、眼球突出等原因，眼部干燥非常常见，出现干眼的患者应全程使用无防腐剂的人工泪液点眼，如果合并角膜暴露，夜间还需加用保护作用更强的凝胶涂眼。对于中重度、活动期的患者，需要糖皮质激素的治疗，激素治疗需严格按照医嘱，应用期间需要严密观察，避免发生激素相关的并发症。如果患者由于外观缺损或功能损害需要手术治疗，应该在眼部病变稳定6个月以后进行，按顺序先后行眼眶减压术、斜视矫正术及眼睑手术。

09 甲状腺相关眼病一定伴有甲状腺功能异常吗？

很多人有一个误区，认为甲状腺相关眼病都伴有甲状腺功能亢进。其实甲状腺相关眼病最初是作为甲状腺功能亢进的眼部表现被提出的，很多基层医师还称此病为甲状腺功能亢进突眼。但是，此病也可以发生在甲状腺功能正常（5%）或甲状腺功能减退（1%～5%）的患者中，这类患者的眼部症状通常不如甲状腺功能亢进患者严重。

10 日常生活中，甲状腺相关眼病患者应该如何自我防护？

首先，必须戒烟，研究证实吸烟是甲状腺相关眼病的明确致病因素。

其次，对于含碘量高的食物要忌口，比如海带。

再次，睡觉时可以抬高头部，以减轻眼睑和眼眶水肿。

最后，注意眼部休息，保持心态平和，生活方式的调整有助于病情的改善。

产科相关疾病

11 准妈妈们，你们知道怀孕也会引起眼病吗？

怀孕（即妊娠）和眼睛听起来似乎毫无关系，但是事实上完全不是这样。妊娠是一个非常复杂的生理过程，孕期身体的各器官系统在激素的作用下出现暂时性的高负荷代谢应激反应，这种反应对机体造成不同程度的影响，甚至是疾病，眼当然也不例外。

12 妊娠期会出现哪些眼部疾病？

妊娠期可能会合并眼睑的病变，发生上睑下垂；可能会合并角膜的病变，产生近视或发生角膜水肿；发生眼压的改变，出现青光眼；合并视网膜的病变，包括妊娠高血压视网膜病变、妊娠糖尿病视网膜病变、中心性浆液性脉络膜视网膜病变等。这些病变多数在产后数周至数月内恢复，但也可能发生永久性的视觉障碍。因此，把妊娠期的眼部检查摆在一个重要的地位是非常有必要的。

13 关于妊娠高血压的眼部病变，你了解多少？

妊娠高血压是妇产科的常见病，也是妇产科医生需要邀请眼科医生进行会诊的最常见疾病。它发生在妊娠20周后，以高血压、蛋白尿、水肿为特征，严重者出现抽搐（称为子痫），可以危及生命。多数患者妊娠之前并没有高血压病史。基本病理改变为全身的小动脉痉挛、狭窄。眼部可发生眼睑皮肤和结膜水肿，球结膜小动脉痉挛、迂曲甚至呈蛇行状，结膜出血，

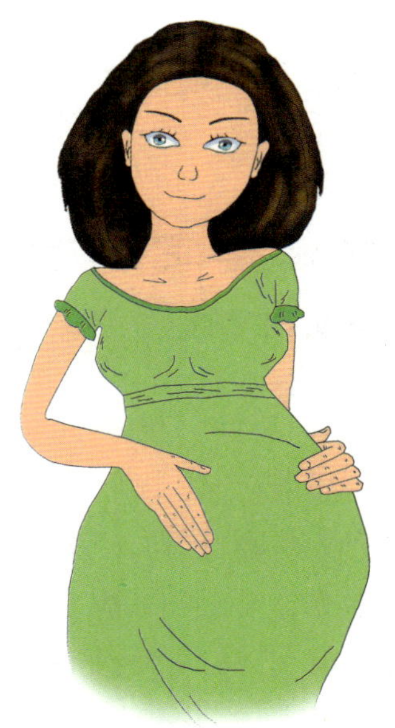

眼底改变。其中眼底改变是妊娠高血压最重要的病变，40%～100%的妊娠高血压患者的视网膜血管会发生改变，类似于原发性高血压的眼底改变，但是其视网膜小动脉的痉挛狭窄程度一般较原发性高血压更显著。视网膜出血、渗出，严重者出现渗出性视网膜脱离。渗出性视网膜脱离预后良好，一般在产后数周内自行复位。

14 妊娠高血压的眼部病变应该如何治疗？

虽然妊娠高血压的眼部病变相对比较常见，但是这些病变大多数会在分娩后得到改善。研究显示，分娩后视网膜病变恢复正常者达到86.8%，所以妊娠高血压的眼部病变通常不需要针对眼部的特殊治疗。妊娠高血压的眼部病变对于指导患者整体情况的治疗具有重要的意义。视网膜小动脉是活体上唯一可以直接观察到的小动脉，通过对眼底小动脉的观察，可以间接了解全身血管的病变程度。如果视网膜小动脉仅仅是痉挛或收缩，通过适当的护理和药物治疗，病情可以减轻或消失，这时孕妇可以继续妊娠；如果在治疗观察过程中，眼底检查发现视网膜小动脉病变加重，视网膜出现水肿、出血、渗出，甚至脱离，一方面说明患者永久性视力损害的可能性增加，另一方面说明全身的小动脉可能出现器质性病变，这时，应该即时或择期终止妊娠，以改善眼部及全身病情。

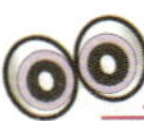

儿科相关疾病

15 宝宝早产，医生叮嘱要定期检查眼底，这是为什么？

因为要检查是否存在早产儿视网膜病变。早产儿视网膜病变主要发生在早产儿和低体重儿，由于早产儿和低体重儿出生时视网膜血管尚未发育成熟，出生后暴露于高浓度的氧环境中，引起视网膜毛细血管内皮细胞损伤、血管闭塞，刺激新生血管生成及纤维血管组织增生，最终导致视网膜脱离的严重后果。某些家长有一些陈旧的观点，认为早产儿视网膜病变是因为患儿出生后吸氧造成的，自己的宝宝没有吸过氧，所以不会得这个病，不用检查，这是完全不正确的。

16 早产儿视网膜病变有哪些临床特点？

这里需要了解一下早产儿视网膜病变的国际分类标准。这个标准将本病分为3区和5期。按本病的发生部位把视网膜从中心到周边分为3个区域。按照疾病严重程度分为5期：1期为分界线期，2期为隆起嵴期，3期为纤维血管增殖期，4期为部分视网膜脱离期，5期为完全性视网膜脱离期。

17 如何避免早产宝宝因视网膜病变导致失明？

早产儿视网膜病变的预后与其病变的严重程度密切相关。1~2期的病变预后良好，一般没有后遗症；4~5期的病变则预后极差。而且由于本病发展到一定阶段（阈值病变），将呈直线性恶化，需要在72小时内接受治疗，治疗窗口期很短，所以早期发现、早期治疗对于阻止病变进展十分关键。

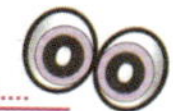

对于出生时体重<2000 克，或出生孕周 <32 周的患儿，应严格按照规范进行定期的眼底病变筛查，随诊直至周边视网膜血管化。首次检查应在出生后 4～6 周或矫正胎龄 31～32 周，病变一旦进入需要治疗的阶段，必须尽快治疗。治疗方法为 3 期及以下采用激光或冷凝的方法，4 期及以上则需采取手术治疗。

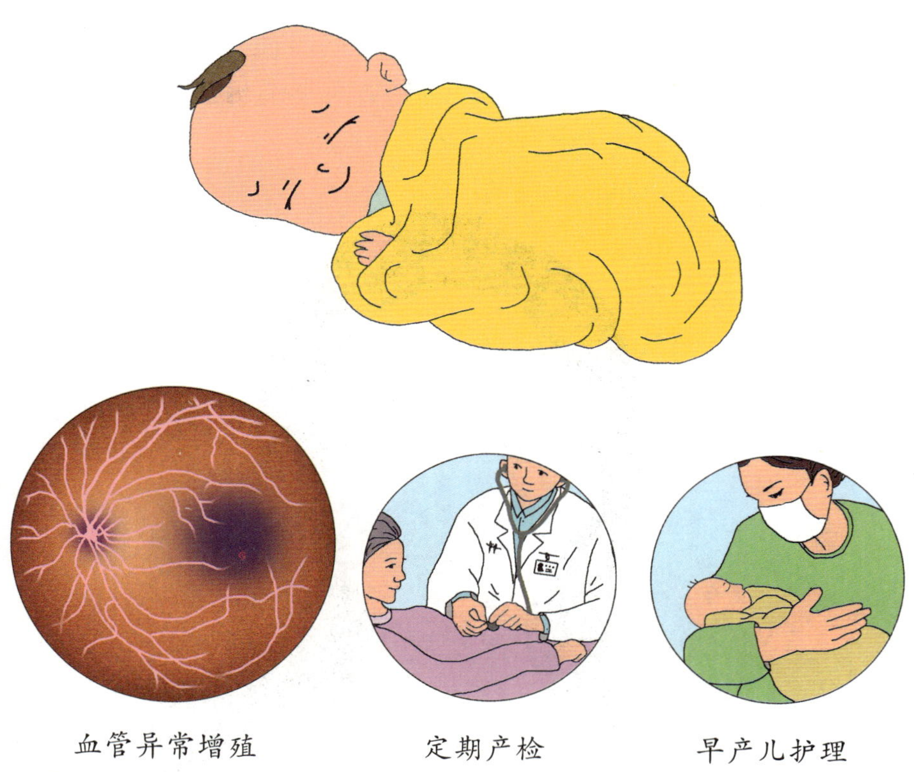

血管异常增殖　　定期产检　　早产儿护理

外科相关疾病

面部危险三角区到底有多危险？ 18

面部危险三角区，是指眉间至两侧口角连线所形成的三角形区域。这个区域是公认的危险区域，一颗痘痘都有可能会危及生命。这个区域之所以危险是由于以下几个特点：一是血流丰富；二是深层静脉直接与大脑相通；三是面部静脉与其他部位静脉不同，没有静脉瓣，而静脉瓣的功能是防止血液回流。当此区域内出现疖肿、睑板腺炎等急性炎症时，不正确的处理如自行挤压，可以使细菌经眼静脉逆行向颅脑内的海绵窦扩散，严重者危及生命。因此，要切记，危险三角区的炎症病变，一定不要挠抓，更不能挤压或自行针挑、切开，如果出现全身症状，务必要去医院就诊，否则有可能追悔莫及。

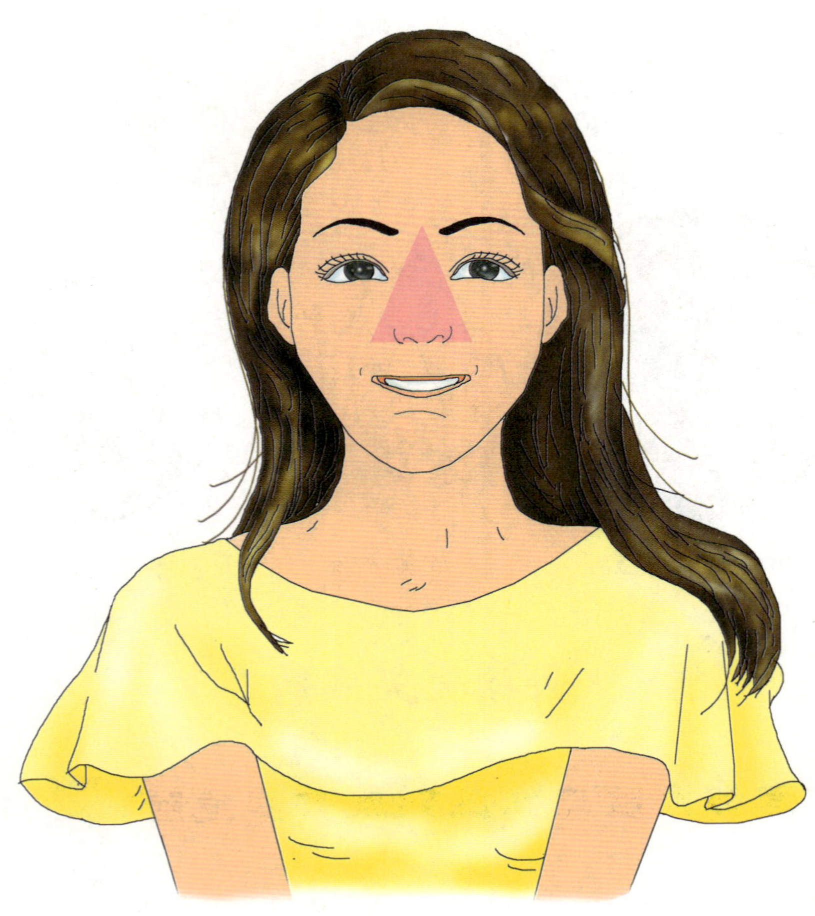

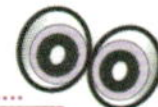

19 咳嗽了一阵儿，为什么眼睛突然看不见了？

包括剧烈咳嗽在内，其他如呕吐、提取重物、便秘时过度用力，都可使腹腔内的压力突然升高，进而使眼部静脉血管的压力升高，导致眼底黄斑区的毛细血管扩张破裂，视网膜内界膜下出血，出现视力突然下降。这种病变在眼科学上称为瓦尔萨尔瓦（Valsalva）视网膜病变。本病是一类典型的自限性疾病，预后良好，积血多在数月内自行吸收。如果出血持续性发展，或者有些患者希望能缩短病程，可用激光治疗，切开视网膜内界膜以引流积血并促进吸收。

20 还有哪些其他部位的外伤可以导致眼部病变？

远离眼部的头部或躯干等处突然受到重力挤压，虽然没有直接伤到眼部，也可以导致眼部损伤，引起眼底视网膜血管特有的病变，这种病变称为远达性外伤性视网膜血管病变，也称为普尔彻（Purtscher）病。发病原因可能是脂肪栓子或补体激活后形成的白细胞栓子对视网膜和脉络膜动脉造成的微栓塞。这种病变一般出现在挤压伤后数天，患者主要表现为视力下降，眼底检查可见视网膜静脉血管充盈、迂曲，视网膜和视神经盘周围常见类圆形棉绒状斑、出血及水肿，1～2个月可好转。

颅脑外伤常常可以导致眼部病变，由于外伤部位、暴力的程度、受伤方式的不同而出现不同的眼部表现。颅底骨折出现双侧眼睑、结膜和眼眶皮下淤血，使外观呈现“熊猫眼”表现。硬膜外血肿、硬膜下血肿、颅骨骨折都可以造成眼部病变，可能会导致视力严重受损。虽然颅脑外伤患者多数全身情况严重，治疗以抢救患者生命为主，但同时不应忽略眼部病变，避免出现不可挽回的视力损伤。

免疫系统疾病

21 眼干、口干不是病？需要警惕干燥综合征！

出现眼干、口干症状，喝了很多水也不管用，不要以为这只是简单的“上火了”。其实，要警惕，这可能是干燥综合征的危险信号。干燥综合征是一种侵犯泪腺、唾液腺等外分泌腺的慢性炎症性自身免疫病，女性患者比例远高于男性。眼干、口干、关节痛是其三大典型症状，其他还可以累及肾、肺、神经系统、消化系统等，全身器官均可受累。本病目前尚无根治方法，轻者可以对症治疗和替代治疗，如眼干可使用人工泪液滴眼，口干需保持口腔清洁，液体湿润口腔等；中重度眼干患者可以使用湿房镜或硅胶眼罩减少泪液蒸发、泪点栓塞减少泪液引流，有的还可能需要应用免疫抑制剂，控制和延缓因免疫反应而引起的组织器官损害的进展。干眼的常见症状为干涩感、异物感、烧灼感、痒感、畏光、眼红、视物模糊、视力波动等，如果出现以上症状，一定要重视。

22 最近睁眼无力、眼皮下垂，医生怀疑是重症肌无力，这个病严重吗？

睁眼无力、眼皮下垂，不少人因为这个来眼科就诊。在这些人群之中，有一部分人排除了眼部的病变，被转入了神经内科，这部分患者多数为重症肌无力患者。重症肌无力是一种由神经肌肉接头处传递功能障碍所引起的自身免疫病，所有年龄段都可以发病，临床主要表现为部分或全身骨骼肌无力和易疲劳，活动后症状加重，经休息后症状减轻，并有“晨轻暮重”

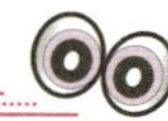

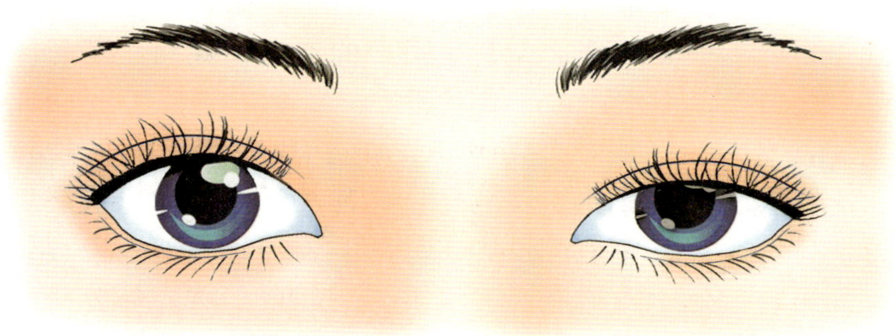

重症肌无力眼部表现

现象。本病 80% 以上的患者首先出现眼部症状，因而首诊于眼科。除了睁眼无力、眼皮下垂，还可能出现复视（视物重影）的症状，这是侵犯眼部肌肉的表现；还可以侵犯面部肌肉、延髓肌、四肢肌，出现咀嚼无力、吞咽困难、饮水呛咳或四肢无力的症状；如果侵犯了呼吸肌，会出现呼吸困难，这是重症肌无力最严重的症状，短期内可以致人死亡。医生诊断时一般会做新斯的明试验，如果肌内注射新斯的明 15~30 分钟后症状明显减轻，则支持本病诊断。另外，还会拍片检查胸腺，如果发现胸腺增生或胸腺瘤，也支持本病诊断。治疗可以采用药物治疗和手术治疗（胸腺切除术）。少部分重症肌无力患者经治疗后可达到临床治愈，大部分患者用药物可以维持或改善症状，治疗越早，效果越好，绝大多数疗效良好的患者能进行正常的学习、工作和生活。

23 眼部炎症反复发作，与风湿病有关系吗？

在很多人的印象中，风湿病主要就是关节炎。其实不然，风湿病其实是一组原因尚不完全清楚，但与自身免疫紊乱有关的多系统疾病，主要侵犯关节、骨骼、肌肉、血管及有关软组

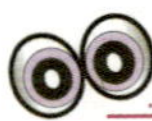

织或结缔组织。眼部富含血管和结缔组织，是风湿病常见的受累器官之一。很多眼病，尤其是眼部的炎症性疾病，都与风湿免疫疾病相关，据统计，这类眼部疾病多达20种。常见的如巩膜炎、葡萄膜炎、免疫性角膜炎、视网膜血管炎、视神经病变，这些病多数会反反复复地发作，甚至迁延不愈，最终导致视力丧失。风湿眼病是风湿病在眼部的表现，眼部表现也是评估风湿病是否处于活动期的“晴雨表”。局部病变与全身病变息息相关，多数患者可能需要在眼科和风湿免疫科同时就诊和治疗。虽然本病尚不能根治，但通过早期治疗、规范治疗、病情监测，可以缓解症状，改善病情，避免器官功能受损，从而提高生活质量。

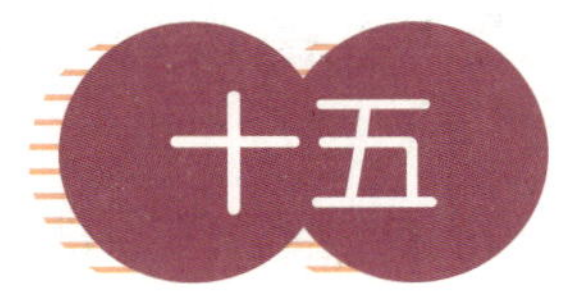

眼科检查

眼科常规检查包括视力、验光、裂隙灯、眼压、眼底检查5项。通过这5项基本的检查，可以对眼科常见病和多发病有个大致的诊断，这也是患者在门诊做的最基本的检查。下面对这5项检查做个简单的介绍。

去眼科看病一定要查视力吗？ 01

人眼睛的功能就是视物，评价其主要功能好坏的指标就称为视力。视力检查是最基础的眼科检查项目，就如同做体检时的血常规检测和血压测量一样非常重要。很多眼科疾病在发病初期的症状都会表现为视力下降，但因为我们平常都是两只眼睛共同工作，所以当其中一只眼睛出现视力下降时会被忽视，或者会被认为是长期用眼疲劳或近视造成的，最终导致未能及时发现病情，延误诊治。医生通过了解视力情况，缩短诊疗过程，在诊断过程中更有利于得出明确的诊断结果，所以看眼科一定要查视力。

02 插片验光就是要配眼镜吗？

插片验光是常见的一种眼科检查方法，通过在眼前试戴不同的镜片来确定患者的屈光状态，通常可确定患者是否有近视、远视、散光，以及弱视的屈光状态。如果验光结果显示矫正视力能达到0.8以上则说明眼睛的视功能基本正常，反之若矫正视力小于0.8则说明可能存在其他眼部疾病。医生可以通过验光检查发现患者眼部有无其他疾病，防止漏诊。如果确诊为屈光不正，可以提醒患者验配眼镜来提高视力。

有时候医生还会让部分患者验光前散瞳，这是因为散瞳验光既是一种检查方法也是治疗假性近视的唯一有效方法。散瞳验光是用药物让眼球处于静止休息状态时进行的验光检查，适合于15岁以下的儿童或调节较强的成人，而一般的成年人是不需要进行散瞳验光的。

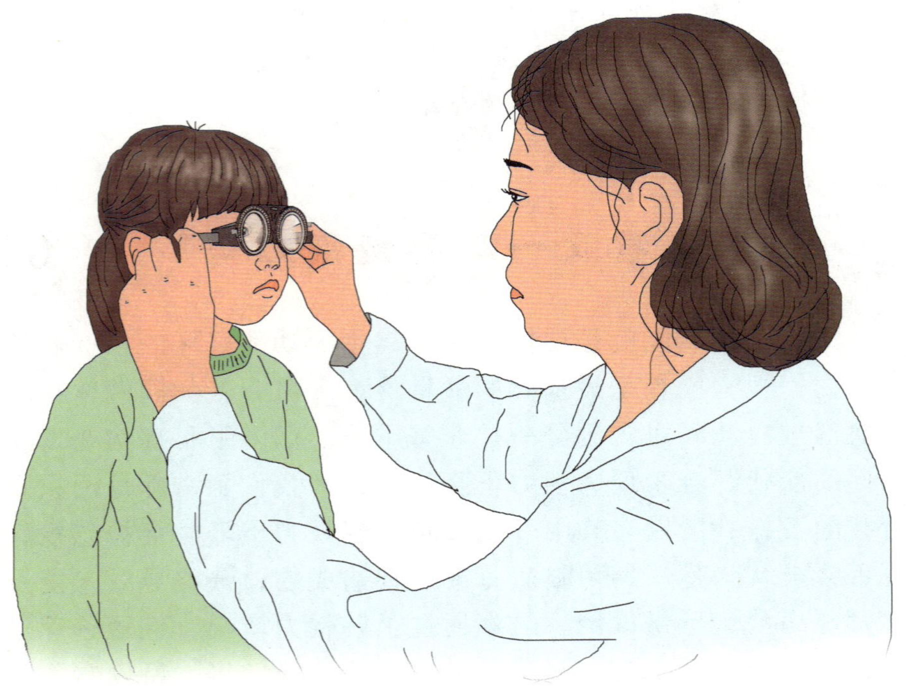

验光检查

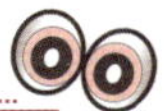

裂隙灯能查眼底吗？ 03

每个眼科医生身旁都有一个裂隙灯，它是眼科常用的光学仪器，能使表浅的病变显示得十分清楚，还可以利用裂隙光带，形成一系列“光学切面”，使屈光间质的不同层次，甚至深部组织的微小病变也清楚地显示出来。因此，裂隙灯检查在眼科临床工作中占有重要的地位。裂隙灯检查主要是了解眼前段（角膜、前房、虹膜、晶状体，以及前段玻璃体）的状态，可以帮助医生诊断角膜炎、结膜炎、白内障等疾病，但是它不能直接看到眼底。

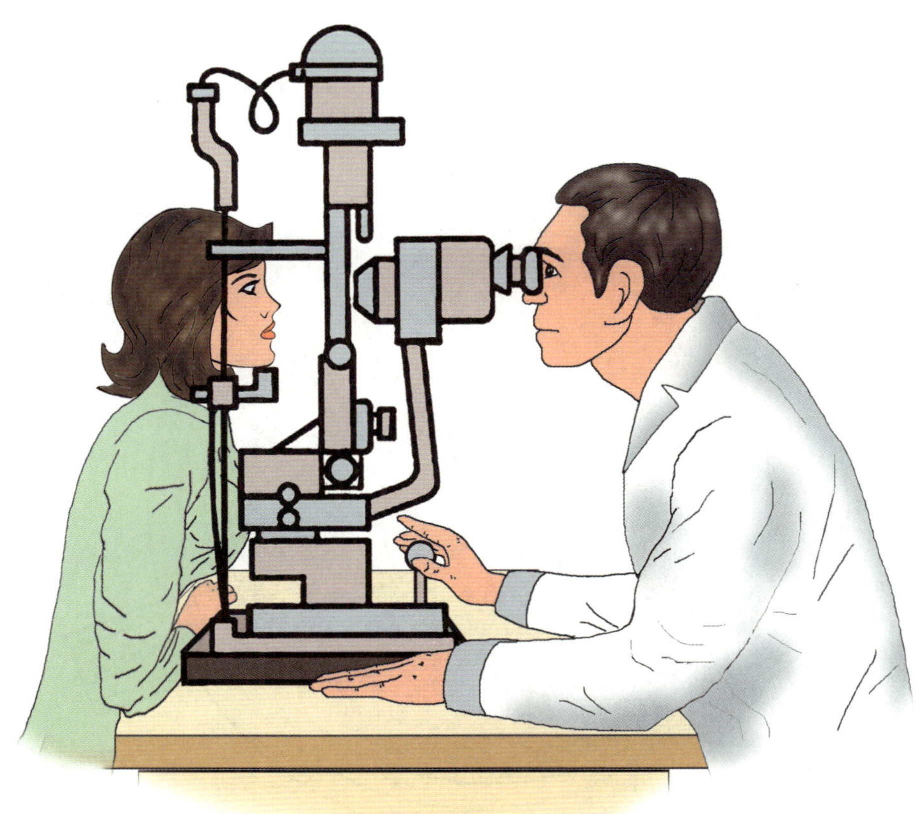

裂隙灯检查

04 眼压检查有必要吗？

眼球内部的压力，简称为眼压。眼压就像人体血压一样，需要稳定在一定范围内，以维持眼球的正常形态，过高或过低都会引起眼部疾病。正常眼压的范围为11~21毫米汞柱。通常眼压升高后很多患者会伴有眼痛、头痛、恶心等不适，但也有部分患者完全无任何不适症状，这种隐匿性的眼压升高危害性更大，严重的会引起失明，所以检查眼压也是很有必要的。

眼压是衡量患者是否患有青光眼的重要指标，所以青光眼患者在住院时，手术前后都会反复测量眼压，通过眼压的高低来评估治疗效果。没有手术的青光眼患者，则需长期定时复查眼压，通过检查结果来调整用药。

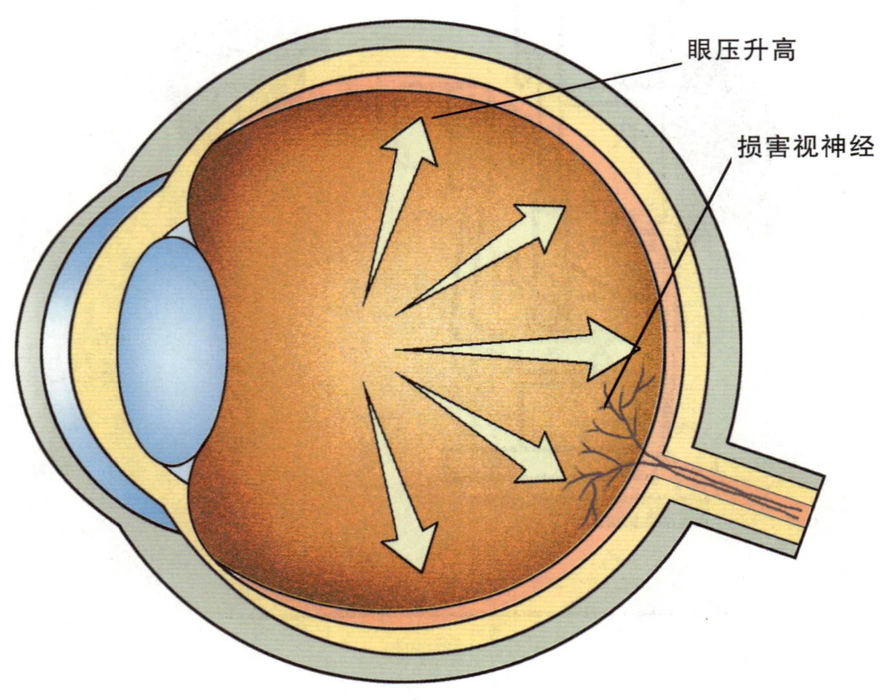

眼压升高会损害视神经

我刚刚已经做过眼底检查了，为什么还查眼底？

05

眼底疾病通常是非常复杂的，很多人患病无疼痛感，只是感觉眼前有黑影，视物模糊、变形等。医生通过直接检眼镜或者间接检眼镜观察患者的玻璃体、视网膜、视神经的形态，只能检查到一些明显的病变，对于微小结构的病变，肉眼则完全看不清，需要借助更先进的机器帮忙。每个眼底检查机器都有各自的特点和用处，目前还没有一个机器能把所有眼底疾病全部检查出来。

比如眼底光学相干断层扫描（OCT）仪主要是用来扫描眼底黄斑区或者视神经盘的微观断层结构；眼底荧光血管造影仪用来显影眼底大小血管走行和功能；视神经电生理检查仪（ERG和VEP）则是检查视神经的电生理信号。

眼底疾病表现差异不大，但是发病机制和治疗方法却千差万别，这就给明确诊断带来巨大难度。借助单一的眼底检查常常会有漏诊、误诊的可能，所以医生有时会通过多项眼底检查结果来综合分析患者的病情。

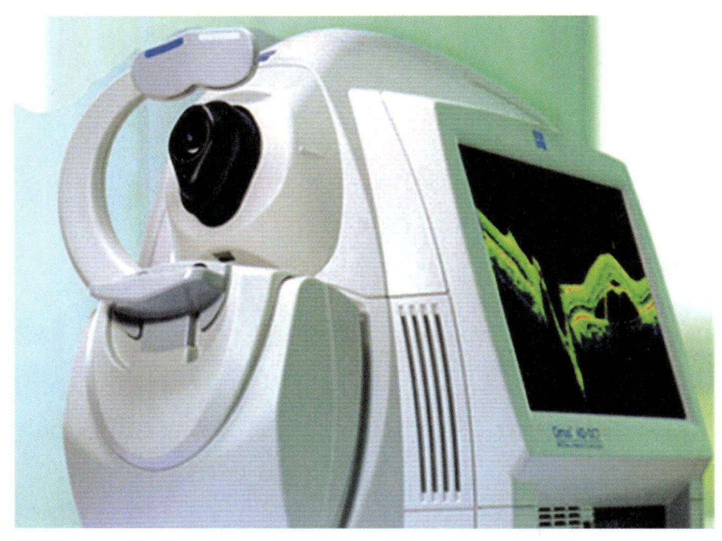

用来检查眼底的OCT机器

06 眼科为啥有那么多特殊检查?

随着科技的进步，眼科专业越分越细，各种稀奇古怪的病都“冒出来”了，对应的一些检查也越来越先进，越来越专业，越来越普及。比如眼表科的共焦显微镜，用来检查鉴别细菌或真菌性角膜炎；白内障科的光学相干生物测量仪（IOL Master），用来检查眼轴并计算人工晶状体屈光度；准分子科的角膜像差仪，用来测量角膜形态和高阶像差；青光眼科的视神经纤维层厚度检查，用来了解青光眼发展程度；眼底病科的眼底相干光层分析血管成像术（OCTA），用来识别视网膜脉络膜血流运动信息。做这些检查项目只有一个目的，那就是更早、更准确地发现患者的病情，为医生明确诊断提供充足的依据。

现阶段我们的科学技术还不能更换眼球，有些疾病一旦引起视力下降很难恢复，所以早发现、早诊断、早治疗才能更好地保留患者眼球的视功能。

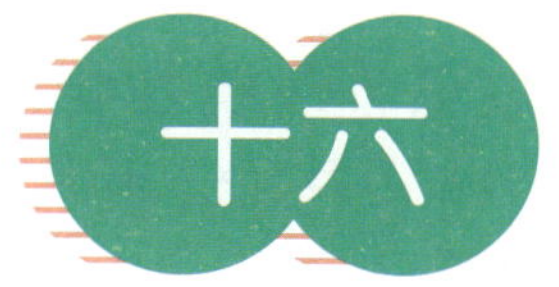

屈光手术

什么是屈光手术？ 01

人的眼球与照相机很相似，主要的成像结构，从前到后依次是角膜（可理解为有度数的“表蒙”）、晶状体（可理解为可调焦的镜头）和视网膜（可理解为照相机的底片）。如果眼睛有近视、远视或散光，近视度数需要用凹透镜来矫正，远视度数需要用凸透镜来矫正，散光度数需要用柱面透镜来矫正。矫正方法可选择框架眼镜、隐形眼镜（角膜接触镜）和屈光手术。

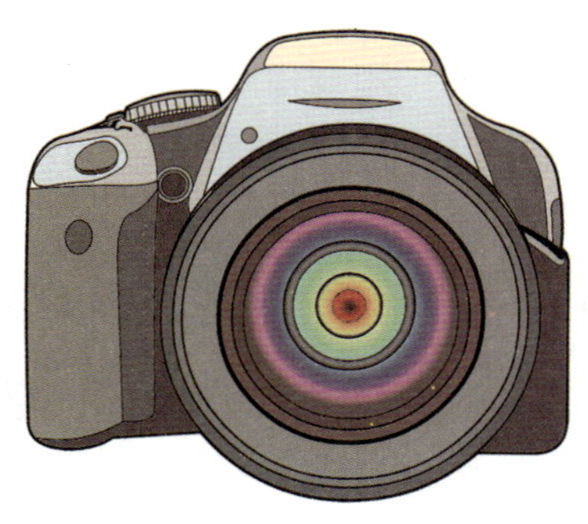

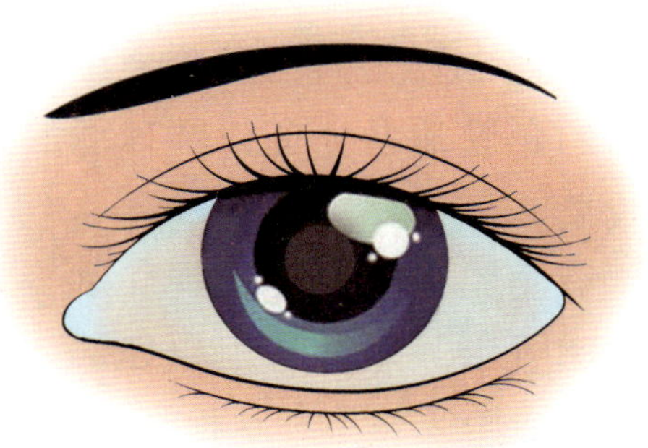

屈光手术是指以手术的方法改变眼的屈光状态，从而使外界物体在视网膜上清晰成像，改善功能。通常所说的屈光手术，主要指角膜屈光手术和眼内屈光手术。角膜屈光手术主要指激光角膜屈光手术，所用激光主要有准分子激光和飞秒激光。准分子激光术的原理是用激光消融去除少量角膜组织，飞秒激光术的原理是在角膜基质内做三维切割，使得术后的角膜与术前的角膜相比，可产生凹透镜、凸透镜或柱面透镜的效果，从而达到摘掉框架眼镜的目的。眼内屈光手术主要指有晶状体眼的眼内镜植入术。眼内镜植入术是将非常小的镜片植入眼内，也可达到摘掉框架眼镜的目的。

02 屈光手术为什么可以矫治近视、远视和散光？

近视和远视一般是由眼轴过长或过短（轴性屈光不正）或角膜曲率异常（曲率性屈光不正）造成，一般情况下，轴性近视和远视是无法治愈的，屈光手术对轴性近视或远视只能起到矫正作用。而散光主要来自角膜（在排除白内障和严重眼底病的情况下），从（微观的）光学角度看，正常角膜为横椭球形，中央近似球形，如果角膜中央光学区是像乒乓球一样的圆球面，角膜就可能几乎没有散光，散光的主觉验光结果可能很低；如果角膜中央光学区是像橄榄球一样的椭球面，角膜就会有散光，散光的主觉验光结果可能比较高。如果用激光将椭球面的角膜消融为近似圆球面的角膜，就可达到“治疗”散光的效果。

角膜曲率性的近视和远视，其远视和近视度数是因为角膜曲率过于陡峭或平坦引起的，理论上也可通过激光角膜屈光手术改变角膜曲率，从而达到“治疗”的目的。

因此，激光角膜屈光手术只能矫正轴性近视或远视，可

“治疗”角膜曲率性的近视、远视和散光；眼内屈光手术因为没有消融切削角膜，对近视、远视和散光只能起到矫正作用。既简洁又严谨的表达是屈光手术可矫治近视、远视和散光。

激光角膜屈光手术有哪几种？每种手术有哪些优势和不足？ 03

激光角膜屈光手术主要包括激光表层角膜屈光手术和激光板层角膜屈光手术。

（1）激光表层角膜屈光手术　是指以机械、化学或激光的方式去除角膜上皮，或者机械制作角膜瓣后，在角膜前弹力层表面及其下角膜基质进行激光切削。包括准分子激光屈光性角膜切削术（PRK）、准分子激光上皮下角膜磨镶术（LASEK）、机械法-准分子激光角膜上皮瓣下磨镶术（Epi-LASIK）及经上皮准分子激光角膜切削术（TPRK）。

激光表层角膜屈光手术的优势是操作简便，且只需准分子激光设备即可实施该手术。不足之处是术后恢复较慢，术后5天内眼部刺激症状较明显，术后最少需滴3个月眼药。近视度数太高者不建议采用该手术。

（2）激光板层角膜屈光手术　通常指以机械刀或飞秒激光辅助制作角膜瓣的准分子激光原位角膜磨镶术（LASIK）和SMILE全飞秒手术（飞秒激光小切口基质微透镜取出术），是目前激光角膜屈光手术的主流术式。

激光板层角膜屈光手术的优势是术后恢复快，矫正度数的范围较广。不足之处是角膜“太薄”者不建议采用该手术方式，而且飞秒激光相关手术需要飞秒激光设备，手术成本相对较高。

SMILE全飞秒手术是应用飞秒激光在角膜基质扫描形成光

学透镜，并将透镜从飞秒激光制作的角膜周边小切口取出，用以矫正近视、远视、散光等屈光不正的一种手术方式。SMILE全飞秒术优势是手术切口小、恢复快。不足之处是角膜太薄、度数太高或太低者不建议采用该手术。

总之，每种手术肯定存在各自的优势和不足，有经验且有责任心的医生会根据术前检查结果、手术目的、现有手术设备等因素进行综合分析，从而向患者建议“最合适”的手术方式。患者可根据医生的建议和家庭经济条件等因素，来选择“最适合”自己的手术方式。

04 激光角膜屈光手术的适应证有哪些?

适应证的意思是可以做手术的情况；绝对禁忌证是指肯定不能做手术的情况；相对禁忌证是指经过详细的术前检查后，由医生来决定是否可以做手术的情况。

（1）激光板层角膜屈光手术的适应证　患者本人有摘镜愿望，对手术效果有合理的期望值。年龄大于18周岁（除特殊情况，如择业要求、高度屈光参差、角膜疾病需要激光治疗等），屈光状态基本稳定。屈光度数：近视小于1200度（−12.00 D），散光小于600度（6.0 D），远视小于600度（+6.00 D）。各种激光设备矫正屈光不正度数范围应在国家药品监督管理局批准的范围内。

（2）激光表层角膜屈光手术的适应证　基本同激光板层角膜屈光手术，建议屈光度数小于800度（−8.00 D）。特殊职业需求，如对抗性较强的运动员、武警等。角膜偏薄、睑裂偏小、眼窝偏深等特殊解剖条件不宜行板层手术。增效手术预期剩余基质过薄，而角膜瓣厚度足够。患者要求或医师建议行表面切削术。角膜浅层疾病同时伴有屈光不正。

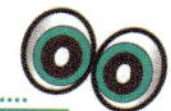

眼内屈光手术的适应证有哪些？ 05

目前主流的眼内屈光手术（有晶状体眼人工晶状体植入术）是眼内镜植入术。眼内镜植入术无须切削角膜组织，不引起角膜形态的改变，矫正范围大，保持眼生理结构完整，不引入高阶像差等，成为矫正高度近视较好的选择，其安全性及有效性已经得到广泛认可。伴随植入的人工晶状体材料学和设计方面的发展，有晶状体眼人工晶状体植入术的安全性及有效性得到了进一步提高。

眼内镜植入术适应证如下：患者本人有通过眼内镜植入术改善屈光状态的意愿，心理健康，对手术具有合理的期望。年龄在21~45岁，屈光度数相对稳定（连续2年每年屈光度数变化≤0.50 D）。矫正范围为近视度数50度以上，散光度小于600度。前房深度大于2.60毫米，角膜内皮计数大于2000/平方毫米，房角开放。角膜形态稳定、晶状体无进行性混浊。玻璃体无增殖性病变，黄斑及周边视网膜无活动性病变。无其他眼部疾病和（或）影响手术恢复的全身器质性病变。术前检查排除手术禁忌证者。

眼内屈光手术和角膜屈光手术该如何选择？ 06

眼内镜植入术的优势是不需消融角膜，更适合1200度以上的近视。不足之处为属内眼手术，需密切随访，度数较低者不首选眼内镜植入术。对于中低度近视眼、薄角膜、无瘢痕体质、运动强度大或从事易发生外伤的职业的患者，如依从性好，可定期随访，可选择表层角膜屈光手术。对于术前等效球镜度数200~1200度，需要尽快恢复视力，避免疼痛及不便于定期随访的患者，如角膜相对较厚，可选择板层角膜屈光手术。角膜相对较薄的高度及超高度近视眼，对夜间视力要求高者，以及超薄角膜的中低度近视眼患者，可以选择眼内镜植入术。

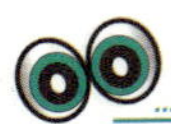

07 屈光手术医生经常被问到哪些问题？

（1）屈光手术安全吗？

安全。准分子激光是氟氩气体混合后经激发产生的一种人眼看不见的超紫外线光束，波长为 193 纳米。它是一种能够精确聚焦和控制的光波，每一发激光脉冲照射到组织时，可以使组织分子气化，因此它的切削精度非常高，非常准确。每个激光脉冲切削深度为 0.2 微米，能够在人的头发丝上刻出各种花样来，而人类的角膜全层厚度是 500 ~ 600 微米。因为它是一种冷激光，所以对被照射部位的组织不产生热效应，靠着这种准确的气化，可以把眼角膜精确地切去一层，对角膜的构造不会产生不良的效应。

屈光手术经过国家卫生行政部门严格的审核和批准，并在国内权威眼科期刊有若干专家共识，具体内容可查阅《激光角膜屈光手术临床诊疗专家共识（2015 年）》《我国飞秒激光小切口角膜基质透镜取出手术规范专家共识（2016年）》《我国角膜地形图引导个性化激光角膜屈光手术专家共识（2018年）》《中国经上皮准分子激光角膜切削术专家共识（2019年）》。

（2）为什么有些眼科医生还戴着眼镜？

这很正常，屈光手术是选择性手术，而且从某种意义上说，屈光手术类似美容手术。根据调查结果显示，在眼科医生和护士的群体中，选择行屈光手术摘镜的比例远高于普通人群。

（3）几岁可以进行屈光手术？

如果是因为不想戴眼镜，手术年龄一般为 18～50 周岁；如果是因为参军体检等需提高裸眼视力，手术年龄范围可适当放宽。中老年人在没有出现明显的白内障之前，老视（老花眼）的屈光手术年龄没有明确限制。如果是为了治疗角膜疾病（颗粒状角膜营养不良等），激光角膜屈光手术也没有年龄限制。

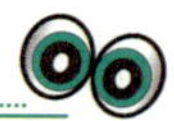

（4）选择哪种屈光手术方式最合适？

简单地讲，一般情况下，800度以下首选角膜屈光手术（准分子和飞秒激光），1200度以上首选眼内镜手植入术（ICL术），800~1200度需根据眼部情况选择手术方式。经过详细的术前检查和排除手术禁忌证后，医生才能给你建议首选的手术方式。

（5）手术后恢复需要多长时间？术后怎么保护眼睛？

术后第1天复查后，大多数患者就可以恢复正常生活了，上班、上学不受影响；少数需行准分子激光表面切削手术的特殊患者，术后建议休息1周再上班、上学。术后1周内要预防感染；不要化眼妆，不能用力揉眼睛，洗浴时不要让水进入眼睛等；术后1个月内要避免眼部抵抗力下降；不要用眼过度，不要吃太辛辣刺激的食物，不能喝酒等。术后1周内外出阳光较强时，建议戴墨镜，避免强光刺眼和部分阻挡空气中的灰尘。按医嘱使用滴眼液和定期复查也是保护眼睛的有效方法。

（6）月经期可以手术吗？妊娠或产后哺乳期能做手术吗？

无明显身体不适的话，女性月经期可以手术。妊娠或产后哺乳期妇女属于手术相对禁忌证。屈光手术对全身其他器官几乎没有影响，但手术后需滴用抗生素和糖皮质激素滴眼液，虽然滴眼液对胎儿和乳汁的影响可以忽略不计，但出于安全考虑，而且妊娠或产后哺乳期妇女身体情况也不稳定，可能会影响术后眼部的恢复，因此不建议手术。

（7）我是瘢痕体质，能做屈光手术吗？

瘢痕体质可以做板层角膜屈光手术（LASIK和SMILE术），也可以做眼内镜植入术（ICL术）。需要强调的是，皮肤受伤后容易留疤，不一定就是瘢痕体质。如果确诊为瘢痕体质，瘢痕体质是表层角膜屈光手术（PRK、LASEK、Epi-LASIK和TPRK术）的相对禁忌证，如果只能做表层角膜屈光手术的话，在做完详细的术前检查后，由医生来决定是否能做手术。

（8）我做完手术当天眼睛很痛，别人怎么不痛？眼睛睁着，还是闭着？

每个人对痛觉的敏感度是不同的，术后当天眼痛是正常的，不痛更好。实在是很痛的话，可以吃1～2片镇痛药，注意不要空腹吃。眼睛能睁就睁，睁不开就闭上，要轻睁轻闭，不要揉眼睛。

（9）术后当天发现“白眼珠”上有少量红色斑块，是怎么回事？

可能是轻微的结膜下出血，少数术眼可能会出现，对手术效果没有影响，不必担心，一般2周内消失。

（10）术后能洗澡、洗头、洗脸吗？需要滴多少天滴眼液？

只要不把水弄到眼里去，术后可以洗澡、洗头、洗脸。术后3天内不建议洗淋浴，主要还是担心把水弄到眼里去，从而增加感染的风险。一般术后滴眼液需滴够1个月，并按医嘱在手术后1周后逐渐减量。

（11）术后多久可以化妆、文眉、做双眼皮手术、戴美瞳？

术后3天内最好不要化妆，术后1周之内不要化浓妆、不要化眼妆，术后1个月之内最好不要文眉，术后3个月之内不建议做双眼皮手术，术后6个月之内不能戴美瞳。

（12）术后可以体能训练、体能测试、慢跑、健身吗？术后多久可以游泳、潜水？

术后可以进行体能训练、体能测试、慢跑或健身，注意眼部不要受伤，但术后1周内不建议做用力憋气的俯卧撑、仰卧起坐或推杠铃等“无氧运动”。术后1个月之内不能游泳，术后3个月内不能潜水；游泳或潜水后可以滴1次抗生素滴眼液，以预防感染。游泳或潜水时，不要用力压迫眼球、不要使劲揉眼睛。

（13）术后多久能看书、玩手机、熬夜？

术后1周内尽量注意休息，可以短时间看书、看手机，不能熬夜。术后1个月内都不能玩手机。

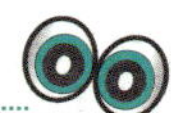

激光角膜屈光手术中使用的飞秒激光是什么？ 08

2018年的诺贝尔物理学奖授予开创了激光的啁啾（zhōu jiū）脉冲放大技术的热拉尔·穆鲁和唐娜·斯特里克兰。

啁啾脉冲放大技术和眼科的近视飞秒激光手术关系密切。啁啾是鸟叫的象声词。经过放大的激光脉冲，将其波形按音频形式转换后，会发出一种听起来像鸟叫的啁啾声。简单地讲，啁啾脉冲放大技术就是取一段短激光脉冲，在时间上拉长，把它放大，再重新压缩成短脉冲，脉冲的强度可随之急剧上升。最终达到时间非常短但能量相对来说非常强的目的。

飞秒是时间概念，1飞秒等于1千万亿分之一秒，是的，你没看错，1秒的时间被分成了1千万亿个飞秒。

飞秒激光是一种利用了啁啾脉冲放大技术的红外线激光，其波长为1053纳米，持续时间非常短。飞秒激光精准作用于眼组织，对周围组织的“副损伤”非常小。

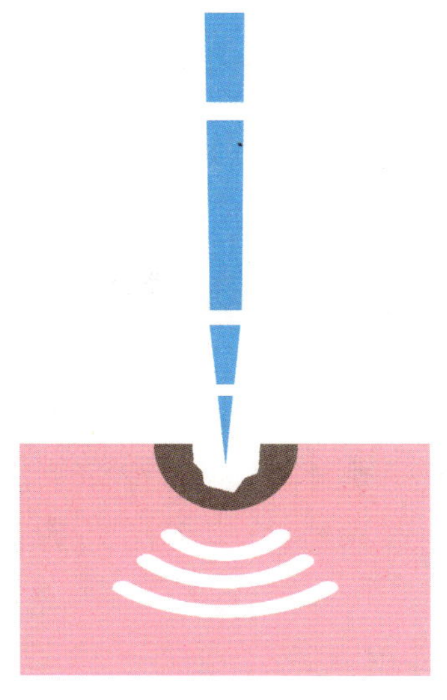

相对来说，纳秒激光对周围组织的“副损伤”较大

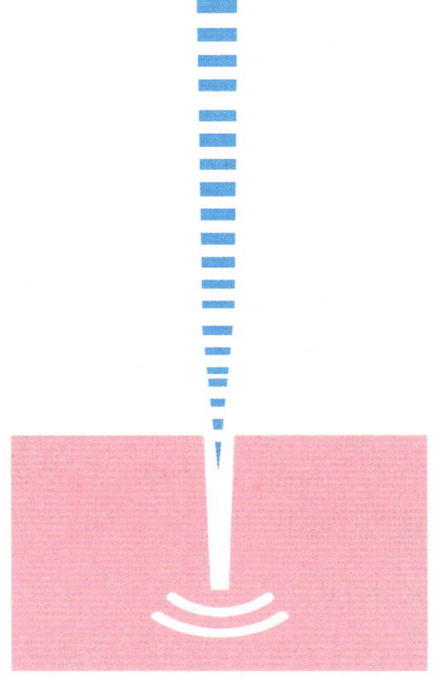

飞秒激光对周围组织的“副损伤”非常小

飞秒激光可透过并且不损伤角膜上皮层和前弹力层，在透明的角膜基质层内聚焦，起到类似“隔山打牛”的效果，瞬间在极小空间形成极高的能量密度，使组织电离并形成等离子体。通过光裂解爆破产生含二氧化碳和水的极微小的气泡，极微小气泡融合形成线性切割，千万个极微小气泡再形成切割平面，经过计算机程序设计后，能制作出多种形状的切面，可将角膜组织制作成微透镜，然后通过较小的边切口将微透镜取出，就形成了全飞秒激光近视手术（简称全飞秒）。

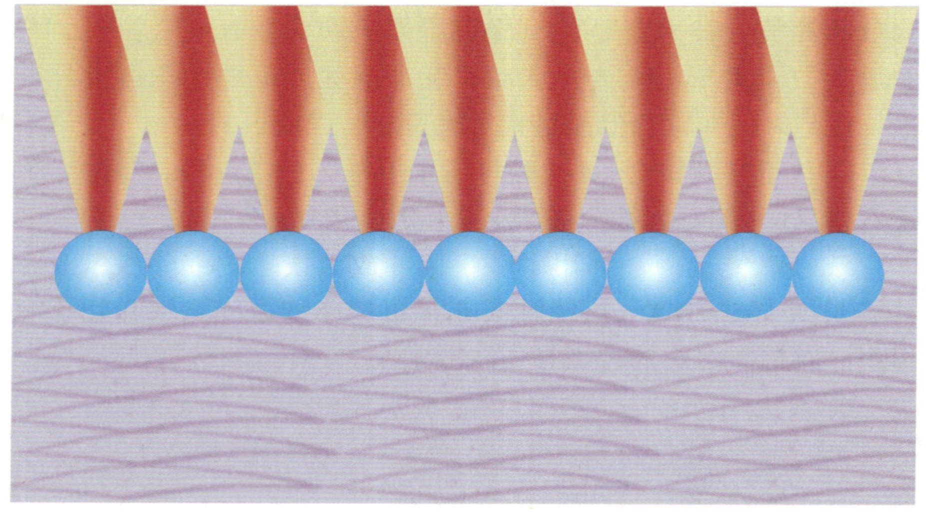

数千万的激光脉冲连接一起

09 使用飞秒激光矫正近视的原理是什么？

近年来，飞秒激光在全世界范围内已应用于屈光手术矫治近视和散光。在准分子激光原位角膜磨镶术中，飞秒激光为制作角膜瓣提供了高精度，这是准分子激光进入和重塑角膜基质所必需的。由于采用了全程飞秒激光手术，不需要制作角膜瓣，因此为了去除激光切削的屈光微透镜，需要制作一个约4毫米或更小的切口。去除微透镜会改变角膜的形状，从而获得所需的屈光矫正。

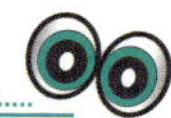

全程飞秒激光屈光手术程序的示意见下图：绿色虚线表示以相当低的脉冲能量120纳焦/脉冲，但是以超过100千赫兹的高重复率工作的基于啁啾脉冲放大技术的飞秒激光器的光束。激光束以半径递减的方式连续移动，也就是以螺旋方式向内移动。飞秒激光在角膜内形成一个微透镜状的待移除组织。激光还用于在角膜中创建小切口，通过该小切口机械去除微透镜。激光可聚焦到几微米，因此产生微透镜的激光切削过程可以高精度地定位。微透镜的直径一般约6毫米，中心的厚度约100微米。通过去除微透镜使焦距向后延长，从而使焦点移到视网膜上来矫正近视。

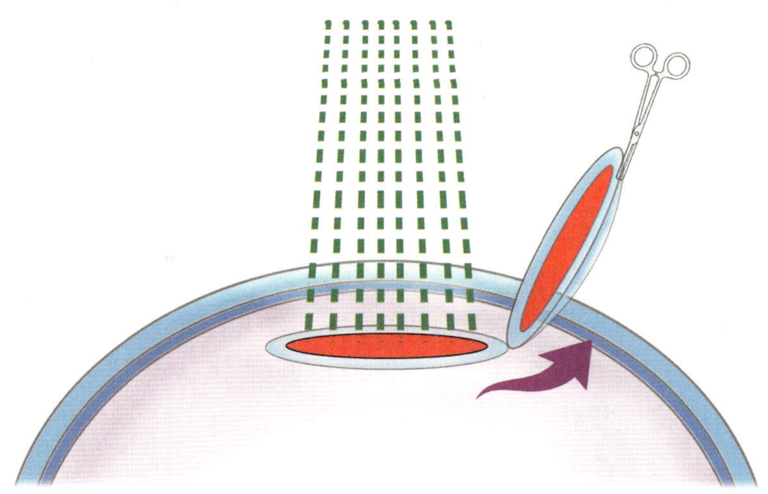

全程飞秒激光屈光手术过程示意

屈光手术前需要做什么检查？在其他医院检查过了，还需要再检查吗？ 10

需要做的检查包括但不限于：至少2次验光、角膜地形图、角膜厚度、眼压、眼球生物学参数测量、眼部疾病检查等10余项术前检查，检查时间一般需要2个小时。每家医院的检查设备可能不一样，检查者的经验和严谨程度也不一样，其他医院的

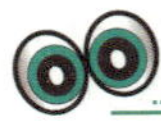

检查结果可以参考，但不能作为手术依据，决定在哪家医院做手术，须在手术医院做详细的术前检查。

重点介绍一下眼科检查的C.P.组合。眼科检查的C.P.组合是指角膜生物力学和眼前节三维分析系统的联机检测技术。C是指Corvis ST可视化角膜生物力学分析仪；P是指基于旋转莎姆夫禄格照相机技术的Pentacam眼前节三维分析系统。C.P.组合在眼科的应用范围很广，主要应用于激光角膜屈光手术（矫正近视、远视和散光的准分子和飞秒激光）、屈光性白内障手术（散光、非球面和多焦点人工晶状体植入）和硬性角膜接触镜验配（RGP和角膜塑形镜）等领域。

旋转莎姆夫禄格照相机用来拍摄角膜地形图，然后通过计算机进行三维成像和分析，称为Pentacam眼前节三维分析系统；旋转莎姆夫禄格照相机高速拍摄角膜对恒定空气的脉冲反应，然后通过计算机进行分析，称为Corvis ST可视化角膜生物力学分析仪。

Pentacam和Corvis ST联机检测，然后再通过计算机软件对检测数据进一步分析，可起到“1+1>2”的效果，可精准和全面地体现角膜的光学和生物力学特性。C.P.组合功能强大，并且有类似人工智能的计算机软件辅助诊断系统，是目前世界上最先进的角膜特性检测系统。

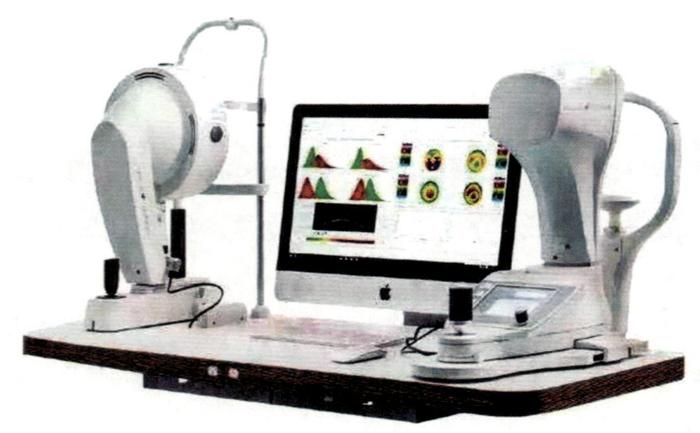

眼前节三维分析系统

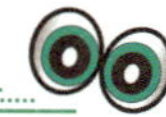

C.P.组合的检测过程无痛、无创、非接触，检测时间仅需5分钟，可以进一步提高激光角膜屈光手术的安全性、有效性和精准性。

怎样配合医生，手术才能更顺利？ 11

屈光手术安全而且效果好，离不开术前精准的检查和主刀医生的经验，同样，术中患者的配合也很重要。屈光手术的优点是手术过程时间较短（双眼的手术通常十几分钟），其中最关键的手术步骤需要30秒左右，因此术中对患者配合的要求相对较高，如果患者配合不好，可能会影响手术效果。虽然术前会进行手术宣教，绝大多数患者也都能较好配合，但对于第一次接受近视手术的患者来说，对手术室环境的陌生和手术情景的不了解，加上有时难以控制的紧张情绪，使得患者配合的程度成为手术的不确定因素之一。

（1）手术时会给眼睛滴麻醉药，一般是不会感觉到痛的，如果稍微有点儿不舒服，忍一忍，实在痛的话，要告诉医生，自己不能动。需要的话，医生会再滴麻醉药，但是麻醉药滴太多也不好，所以能忍尽量忍一下。

（2）手术时会用开睑器把眼睑撑开，无法眨眼睛，而且滴了麻醉药眼睛没有痛觉，也不会有眨眼的冲动。开睑器撑着眼睑可能会不太舒服，眼睛要尽量睁大，眼睛不要乱动，不要挤眼睛，也不要皱眉头。

（3）手术中会有白色的照明灯和闪烁的指示灯，灯光有时候会比较刺眼，不要躲避灯光。灯光的颜色有白色、红色或绿色。医生让往哪里看就往哪里看，一般情况下要盯着闪烁的指示灯看，如果看不到的话就保持眼睛不动，眼睛不要往上翻。

（4）医生让眼睛往左边、右边、上边或下边看一点的话，稍微动一点点就行了，动的幅度不要过大。手术过程中可能有几秒什么也看不见，这是正常情况。眼睛尽量放松，不要动就行了。

（5）如果术中用板层刀做角膜瓣手术，术中会将一个金属环放在眼睛上，眼睛要尽量睁大。金属环将眼睛吸住后，可能会不太舒服，眼前可能会发黑，并听到几秒“滋滋”的声音，这时眼睛要保持不动，也不要用力。准分子激光发射时可能会有“滋滋”和“呜呜”的声音，不要害怕，眼睛也不要动。

（6）医生不说话时表明手术在正常进行，眼睛要保持医生最后指令的位置不动。术中尽量不要紧张，平静呼吸，可以心里默默读秒。实在是紧张的话，在医生没有进行手术操作的时候，可以深呼吸一下，以缓解紧张情绪，然后继续保持平静呼吸。只要不紧张，尽量放松，按医生的要求做，一般都能较好地配合医生，并顺利地完成手术。

（7）如果又饿又紧张的话，术中可能会头晕，最好提前吃些东西。如果担心手术中配合不好，可以在家摘掉眼镜躺在床上，练习注视房顶的灯。

12 飞秒激光手术时是什么情景？

以德国蔡司 VisuMax 全飞秒激光为例（手术设备有很多品牌，大同小异），讲讲飞秒激光手术时是什么情景。

（1）VisuMax 全飞秒激光系统如右图。

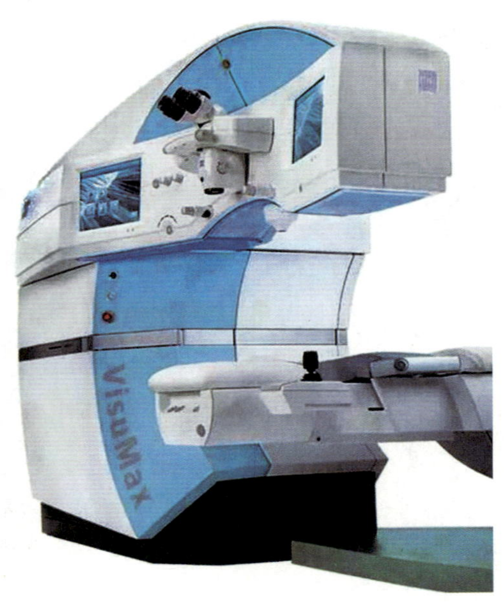

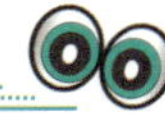

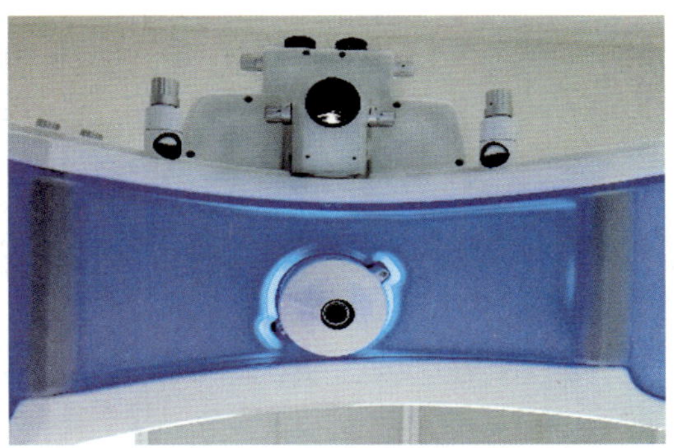

（2）平静地躺在手术台上后，在VisuMax全飞秒激光系统下可看到手术显微镜和飞秒锥镜，见右图。

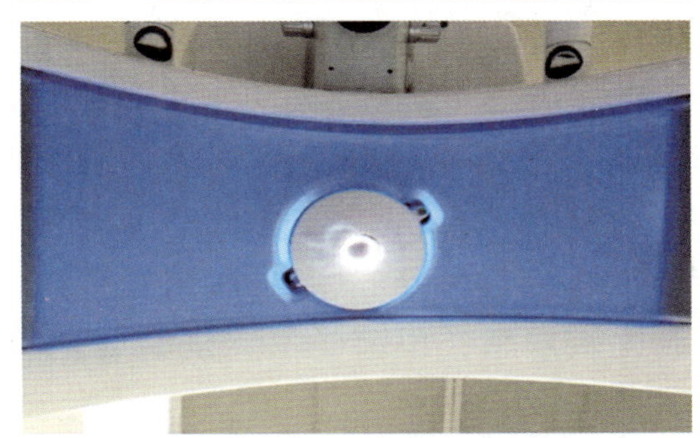

（3）手术床移动至飞秒锥镜下面，此时看到的情景如右图（要盯着白色的光环）。

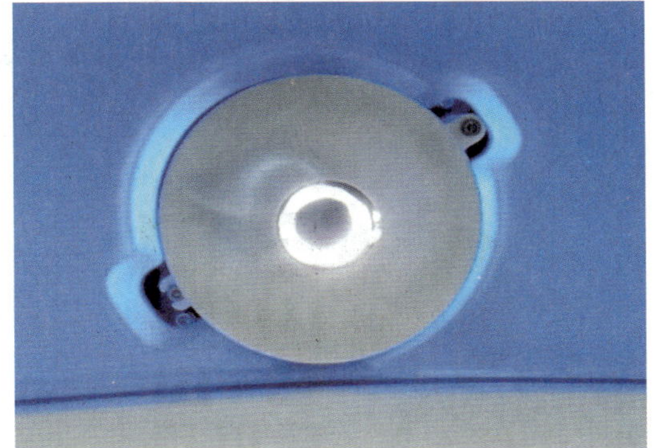

（4）飞秒锥镜会慢慢靠近眼睛（右图），这时不要乱动也不要躲，锥镜会轻轻吸住眼球，然后开始发射激光。激光发射时间在30秒以内，这时眼睛要尽量放松并保持不动。

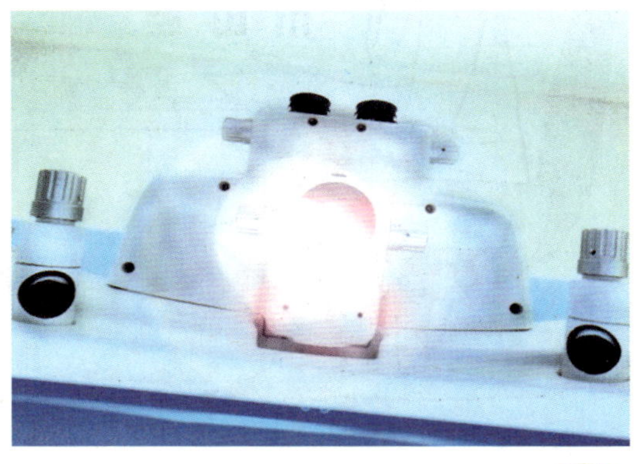

（5）飞秒激光扫描结束后，手术床移动至手术显微镜下，此时看到的情景如右图，然后医生会继续进行相应的手术操作。

13 近视眼做了激光矫治手术，术后会“复发”吗？万一“复发”了，怎么办？

“近视眼做了激光手术以后，还会再复发吗？”这是个大家十分关心的问题。

一般情况下，激光角膜屈光术后“复发”的概率很低。通常所说的术后“复发”分为两种情况：一种是近视眼激光矫治术后，随着年龄的增长，又长出了新的近视度数，也就是手术后的近视再进展；另一种是近视、远视、散光矫治术后的屈光回退。术后屈光回退是指术后随着时间的推移，屈光度逐渐向术前同种类屈光度转变，其裸眼视力在术后早期正常，随着时间推移而逐渐下降，但可用镜片矫正。术后屈光回退的发生机制比较复杂，目前尚不完全明确。

你不是已经做了
近视手术吗？
怎么又来了？
又近视了

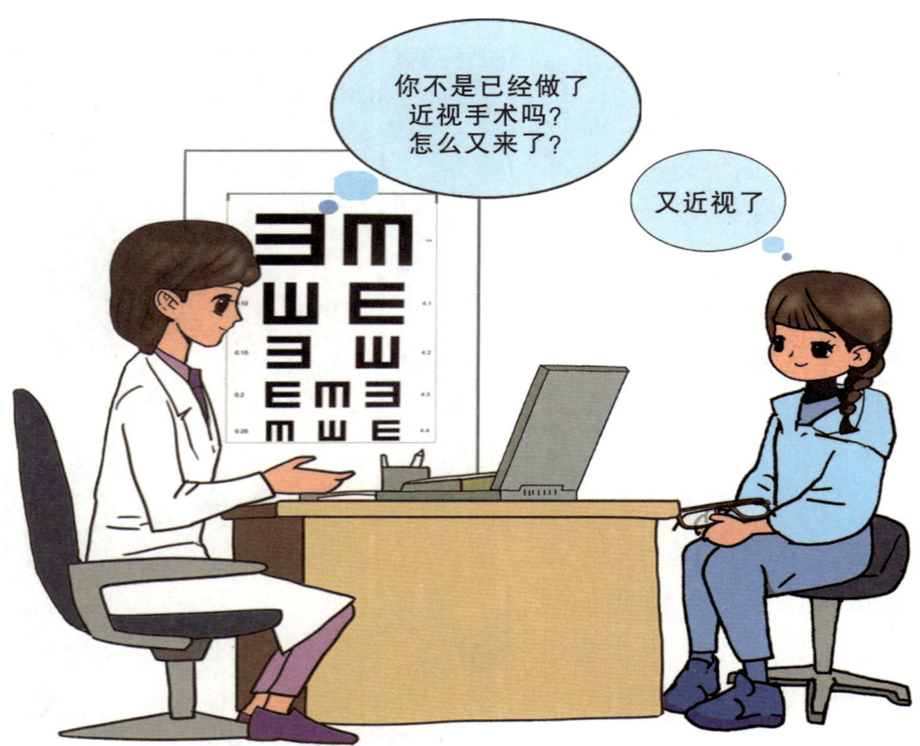

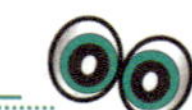

屈光术后“复发”的问题比较复杂。简单地讲，近视者年龄越小，术后可能越容易近视再进展；近视、远视、散光的度数越高，可能越容易出现术后屈光回退。接下来，咱们就总结一下屈光术后“复发”的原因和解决方法。

（1）术后近视再进展 一般情况下，满18周岁后，近视度数才比较稳定，但目前满17周岁就可以参军了。近视眼参军体检时视力不达标的话，需要提前做激光角膜屈光手术来提高裸眼视力。手术后，如果看近过久（比如玩手机等）或因熬夜等导致眼疲劳的话，可能更容易导致近视再进展。虽然年龄超过25岁，近视再进展的可能性更低，但在25岁之前，如果手术后不注意保护眼睛，无节制地玩手机和熬夜，完全有再近视的可能。

解决方法：如果担心术后近视再进展，那么，术后就更要注意保护眼睛了。尽量少看近，少玩手机，别熬夜。万一再近视了，度数较低（不到100度）又觉得看不清楚的话，建议戴眼镜；不想戴眼镜或度数较高的话，如果角膜够厚，可以行二次激光手术；如果角膜不够厚，可行眼内镜植入术。

（2）术后屈光回退 一般情况下，术前屈光度越高，切削的角膜组织越多，可能越容易回退；术前或术后角膜曲率越小，可能越容易回退；在保留安全角膜厚度的前提下，术后角膜越薄，可能越容易回退；术后眼压的测量值一般应比术前眼压值低，如果术后眼压值比术前高，或比预期的眼压值高，可能越容易回退；术后的角膜组织会产生一定的修复反应，修复反应因人而异，修复反应越强者可能越容易回退；激光手术时，设定的切削光学区越小越节约角膜组织，但切削光学区越小，可能越容易回退；根据术前或术后角膜生物力学的测量值来判断，角膜越“软”可能越容易回退。

解决方法：有经验的医生会根据以上情况，并结合患者年龄、职业、检查结果、用眼习惯等因素进行综合分析，从而设定最合适的手术参数。术后复查时，如果发现屈光回退的可能

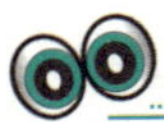

性较高，医生可能会采取降眼压、调整术后用药等方式来尽量降低屈光回退发生的可能性。万一屈光回退了，度数较低（不到100度）又觉得看不清楚的话，建议戴眼镜；不想戴眼镜或度数较高的话，如果角膜够厚，可以行二次激光手术；如果角膜不够厚，可行眼内镜植入术。

总之，有经验的医生会根据患者的情况，来设定最合适的手术参数，使得屈光术后“复发”的概率很低；还会根据术后复查的情况，采取调整用药等方式尽量降低“复发”的概率；万一“复发”了，患者还有可能可以做二次手术。术后注意保护眼睛，少玩手机、少熬夜，肯定对眼睛是有好处的，也可以进一步降低“复发”的可能性，这样才能拥有更加清晰和光明的未来。

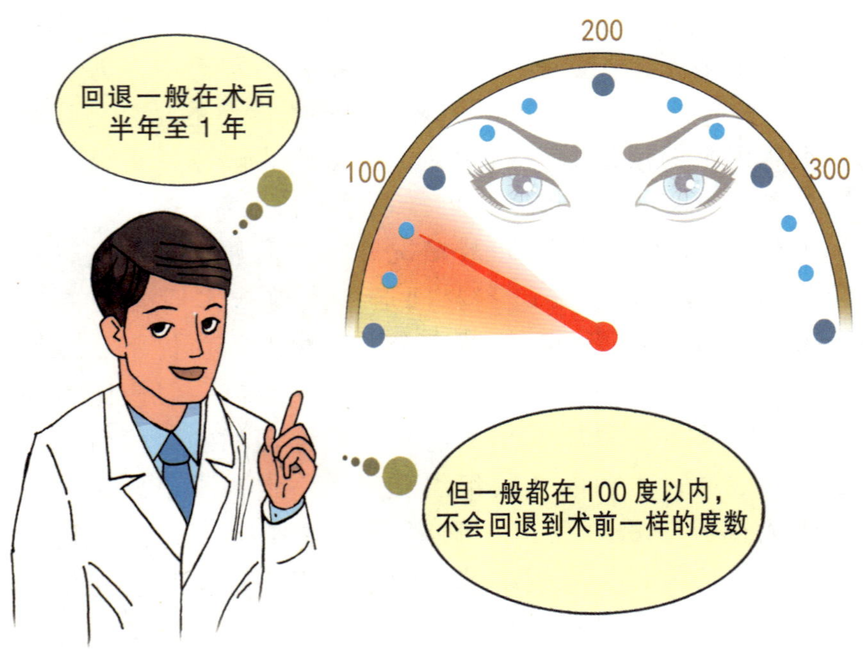

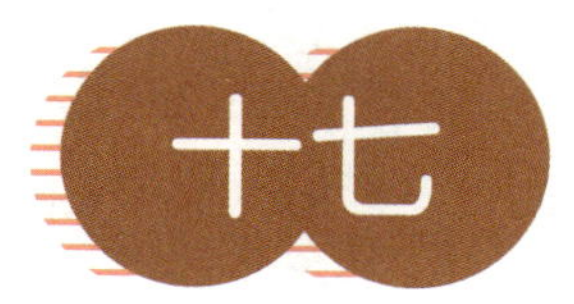

十七

眼科用药常识

眼睛得病了治疗方式如何选？ 01

眼睛的疾病包括很多种，需根据不同的病因、类型采用不同的治疗方法。最多见的就是眼部炎症，感染性炎症需要用抗生素来治疗，免疫性炎症用激素类或者免疫抑制剂等药物来治疗。外伤要根据外伤的程度，进行局部清创、消毒、缝合等。老年性白内障早期可以观察，影响视力和视觉功能了则可以选择手术治疗。青光眼等疾病根据不同类型选择药物或者手术来降眼压。如果是眼底黄斑病变，还可以考虑玻璃体腔注射药物的治疗方法，或者激光、光动力学疗法，以及手术治疗等各种方法。肿瘤可以首选手术治疗，配合放疗和化疗。而近视、散光、远视对于儿童主要是佩戴合适眼镜进行矫正，成人则可以考虑手术治疗等。

眼科医生常用的给药方式有哪些？ 02

由于眼部解剖和生理的特殊性，如存在血眼屏障，包括血房水屏障、血视网膜屏障等，一些药物经全身给药后，并不能到达眼部发挥作用，因此眼科经常采用眼局部给药的方式，以

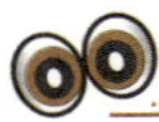

便充分发挥药物的作用，减少不良反应。眼局部给药方式包括眼局部外用、眼周注射、眼球内注射。全身给药方式包括口服、肌内注射和静脉注射。

03 听说眼睛得病了可以往眼内打针，眼内打针危险吗？会不会扎破眼球？

所谓眼内打针即玻璃体腔注药，就是通过专用的注射针头，在睫状体平坦部（角巩膜缘后3～4毫米）进针，将药物注射至玻璃体腔内，把药物直接输送到眼底，让药物发挥作用，达到治疗的目的。简单来说，就是从巩膜进针，将药物注射到眼球内。注射针头是29G针头，长度不到眼球直径的一半，注射完毕针孔可自行闭合。并且由于玻璃体腔总容积为4.5毫升，药物注射量一般仅为0.05毫升，所以不必担心会扎破眼球。由于眼睛存在血眼屏障，患者全身用药（静脉和口服）、局部用药（滴眼液和眼药膏）时，药物进入眼球要受到一些影响，难以在眼内或眼底形成有效的药物浓度，疗效有限。与其他给药途径相比，玻璃体腔注药具有以下优势：药物作用针对性强，药物在眼内组织起效快，容易达到治疗所需的药物浓度；属于局部用药，降低全身用药的不良反应。

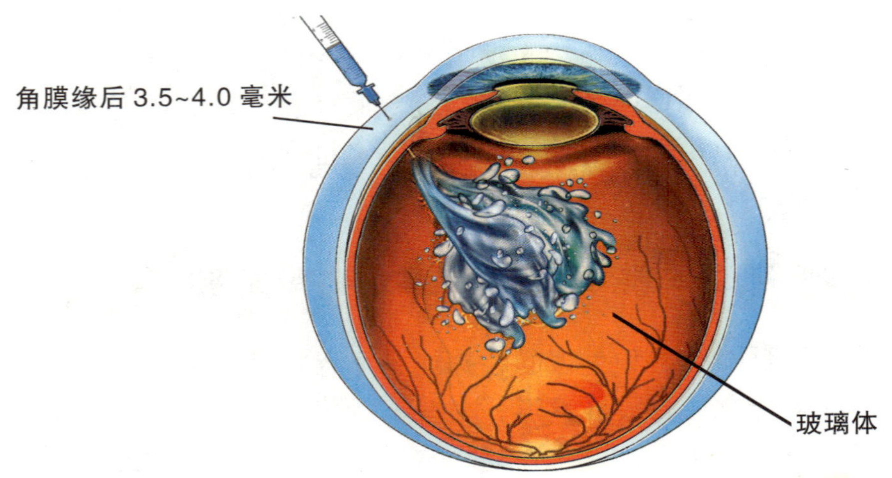

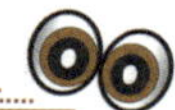

你掌握滴滴眼液的正确方法了吗？ 04

用药前洗净双手，仔细核对药物名称。打开滴眼液盖子后开口勿向下，放置于清洁位置。轻拉下眼睑，滴眼液距离眼睛2厘米左右滴入眼睑和巩膜之间的沟内，最好不要滴在黑眼珠上，不要使滴眼液瓶口接触眼睑及睫毛。随后用食指按压内眼角泪囊部，闭眼3~5分钟。盖好瓶盖，按照说明书或者医嘱保存。注意不要和其他人共用一瓶药。双眼都需要用药者，应按“先健眼，后病眼”的顺序。如果同时点2种或2种以上，应间隔至少5分钟，否则第二种药物会冲洗掉第一种药物。先用刺激性小的眼药，后用刺激性大的眼药；先滴滴眼液，后涂眼药膏。

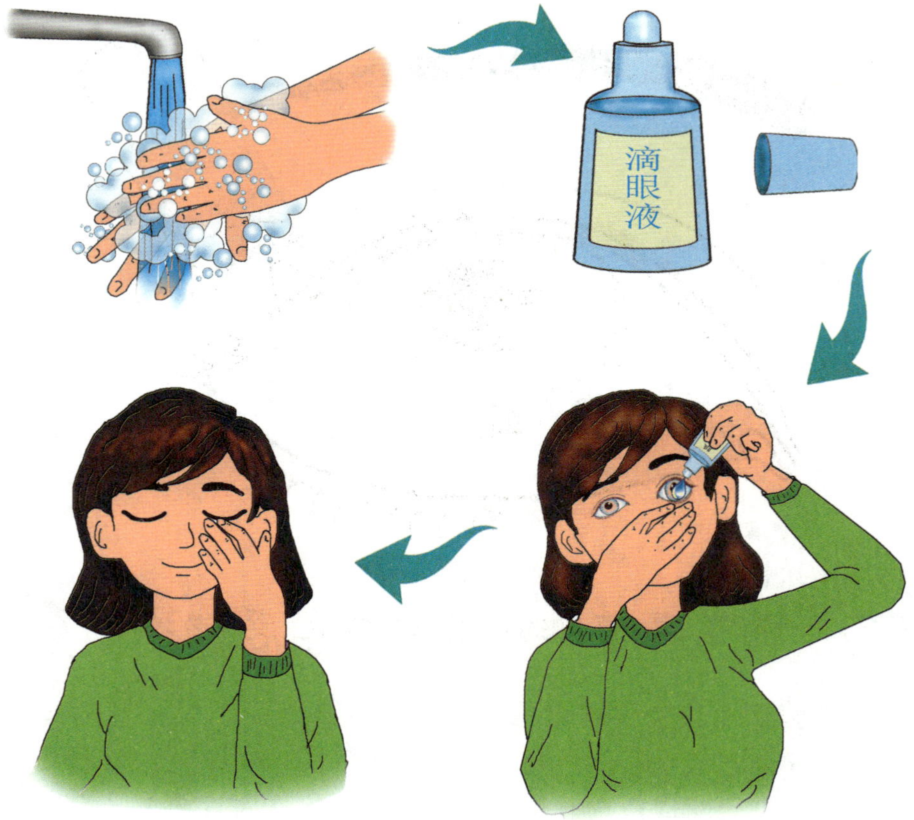

05 眼睛不舒服时能否自行选用滴眼液？

当我们眼睛不舒服需选用滴眼液时，应向临床医师或药店执业药师咨询用药问题，以保证用药的安全、有效。滴眼液有很多种，很多滴眼液有禁忌证和毒副作用，所以滴眼液的选择是否正确、用法是否得当，对眼病的治疗和防止药物毒副作用的发生都很重要。比如“红眼”可由不同的原因引起，如结膜炎、角膜炎、角膜溃疡、结膜下出血、急性虹膜睫状体炎、急性闭角型青光眼等，这些需要临床医师诊断明确，并对症处理用药。不能出现“红眼”就以为眼睛发炎，自行使用消炎药，这种没有医师指导而自我选用滴眼液的情况，可能会耽误病情，甚至酿成悲剧。

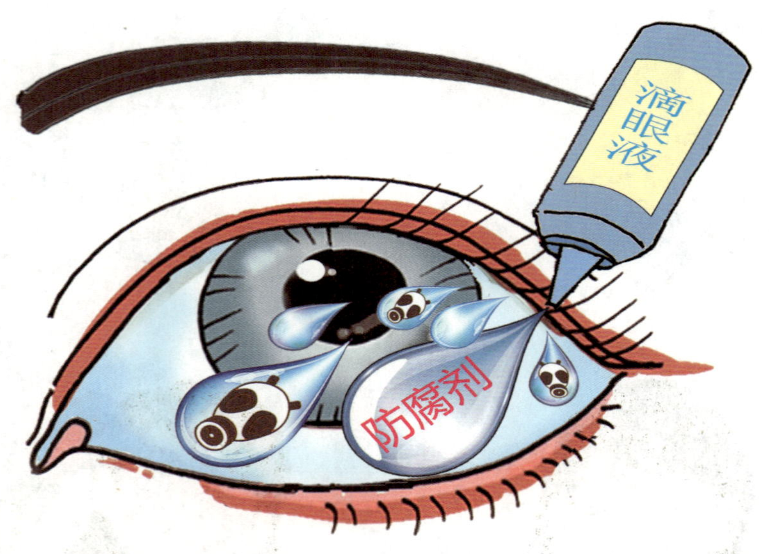

06 得了真菌性角膜炎如何药物治疗？

真菌性角膜炎主要以局部抗真菌药物治疗为主，局部使用抗真菌的滴眼液包括两性霉素B、那他霉素、氟康唑、咪康唑、氟胞嘧啶等。两性霉素B和那他霉素（丝状真菌首选）是治疗真

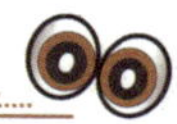

菌性角膜炎的一线药物。联合使用抗真菌药物有协同作用。病情严重者可联合全身使用抗真菌药物，口服或静脉滴注抗真菌药物，但要注意抗真菌药物的毒副作用，尤其对肝功能的损害。药物治疗病情不能控制者行手术治疗。

真菌性角膜炎好治吗？要用多久药？ 07

本病需要长期持续性治疗，治疗有效的体征包括疼痛减轻、浸润范围缩小、卫星灶消失、溃疡边缘圆钝等。既使治疗有效，使用抗真菌药物也应至少持续 6 周。治疗过程中应注意药物的眼表毒性和全身毒副作用。

经过及时、规范而有效的治疗后，患者一般都可治愈，恢复正常的视力；若不及时、规范治疗，少部分情况下患者可能会出现视力下降，遗留瘢痕，严重者会失明，甚至摘除眼球。

得了干眼症如何治疗？ 08

干眼症是一种慢性疾病，多需长期治疗，因此患者应该遵医嘱坚持治疗。平时注意改善用眼习惯，积极治疗全身其他原发病。干眼症患者平时应多摄入水果和蔬菜，进行睑板腺热敷和按摩，定期到医院检查泪液分泌试验。药物治疗主要是补充人工泪液，主要包括玻璃酸钠类，常用德国海露、日本爱丽、美国思然。对于干眼症引起角膜上皮剥脱，甚至角膜炎、角膜溃疡的患者，要在医生指导下进行药物治疗。此外，还可在专业医师指导下选择植入泪点栓子、戴治疗性角膜接触镜、自离颌下腺移植等治疗方法。

临床常用的降眼压药物有哪些？ 09

临床常用的降眼压药物有很多，包括滴眼液、口服药和针剂。滴眼液里最常用的是前列腺素衍生物，主要有曲伏前列腺素、拉坦前列腺素、贝美前列腺素和他氟前列腺素。它们一天只用一次，降眼压效果比较好，不良反应比较小，因而成为欧美国家临床应用疗效较强的一线药物。主要不良反应是结膜充血、色素沉着。第二类是β肾上腺素受体阻滞剂，代表药物为噻吗心安滴眼液、左布诺洛尔滴眼液、美替洛尔滴眼液、卡替洛尔滴眼液等。主要不良反应是减缓心率或者是加强呼吸道痉挛。因此，心动过缓、房室传导阻滞或未控制的心力衰竭患者禁用，避免用于哮喘患者，孕妇慎用。哺乳妇女使用本品时最好停止哺乳。第三类是α受体激动剂，代表药物是溴莫尼定滴眼液。它有降低眼压的作用，同时也有保护视神经的作用。第四类是碳酸酐酶抑制剂，包括局部用的布林唑胺（派立明）滴眼液或者是口服的醋甲唑胺片剂。这类药物属于磺胺类生物，磺胺类药物过敏者禁用。口服药物不良反应较大，会引起钾耗竭、肾结石等，不能常用。第五类是拟副交感药物，代表药物是毛果芸香碱，可以有效缩小瞳孔和降低眼压。第六类是高渗剂，代表药物为20%的甘露醇，通过增加血浆渗透压，使玻璃体容积减小而降低眼压。用于急性青光眼或一些内眼手术前后需要降眼压时。长期使用会引起电解质紊乱，老年人应注意心血管和肺部的不良反应。当发生睫状环阻塞性青光眼时可使用阿托品眼用凝胶。不管是局部还是全身用药，都需在专业医生指导下进行，不要随便用药，以免损害身体健康。

10 如果长期局部使用降眼压药，有没有不良反应？

长期局部使用降眼压药，通常有以下不良反应。

（1）对眼表系统产生影响或者破坏　由于滴眼液含有浓度不等的防腐剂，对眼表细胞、眼表泪膜均有明显的破坏作用。而长期点用防腐剂，可能对泪膜稳定性及角膜上皮形成毒性损伤，引起泪膜不稳定及角膜上皮的毒性反应。

（2）对结膜杯状细胞及结膜上皮细胞产生影响　长期点用降眼压药，可能对将来需要施行的抗青光眼手术的术后效果有一定的影响，影响健康的滤过泡形成。

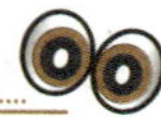

对于长期点用降眼压药，患者应该持慎重态度，选择点用次数少、不良反应小的眼药，还应该定期进行眼表综合分析仪的检查，判断泪膜、角膜上皮、睑板腺是否受到长期损伤，以便及时调整治疗。

眼压正常了就不用滴降眼压药了吗？　11

青光眼如果眼压正常也应该积极地进行降眼压治疗，因为有些青光眼眼压并不增高，但是有视野缺损、视力减退、视神经损害，这种情况也要在医生的指导下应用降眼压药物或手术治疗。

哪些眼病需要玻璃体腔注药？　12

目前，玻璃体腔注药已用于多种眼科疾病的治疗。①各种原因引起的黄斑水肿：糖尿病视网膜病变、视网膜静脉阻塞或白内障手术等。②黄斑区脉络膜新生血管生成：由湿性老年性黄斑变性、高度近视等引起。③视网膜新生血管：由糖尿病视网膜病变、视网膜静脉阻塞、视网膜静脉周围炎等引起。④感染性眼内炎：由细菌、真菌或病毒等感染引起。⑤新生血管性青光眼、早产儿视网膜病变。

此外，一些非感染性葡萄膜炎、眼内恶性肿瘤、糖尿病眼底出血手术前预备手术等适应证亦可应用玻璃体腔注药。

玻璃体腔注药要注射多少次呢？有风险吗？　13

目前玻璃体腔注药不能根治疾病，只是控制疾病的发展，需要多次治疗。湿性老年性黄斑变性、糖尿病性黄斑水肿、视网膜静脉阻塞等眼病引起的黄斑水肿，目前推荐基础注射3针，然后每月1针，连续3个月，之后根据恢复情况确定注射次数。其他类型的眼病，应用抗VEGF药物时应根据病情而定；应用地塞米松玻璃体内植入剂注射时，可每4个月注射1次。

玻璃体腔注药有风险，但风险相对非常低，主要是眼内感染，视网膜脱离、出血，全身的不良反应，血栓栓塞，脑血管事件，心肌梗死等。

14 玻璃体腔内注射的是什么药？

玻璃体腔内注射的药物需要根据不同的眼病来选择，临床上应用的药物有抗 VEGF 药物、激素类、抗感染类药物（病毒、细菌、真菌等的感染）和抗肿瘤药物4类。

（1）抗VEGF药物　阿瓦斯汀注射液、雷珠单抗注射液、康柏西普注射液、阿柏西普注射液（主要用于治疗血管性疾病）。

（2）激素类　曲安奈德、地塞米松、氟轻松等（主要用于治疗眼内炎症因素相关的葡萄膜炎）。

（3）抗感染类药物　万古霉素、头孢他啶（主要用于治疗细菌性眼内炎），更昔洛韦、磷甲酸钠（主要用于治疗病毒性视网膜炎），两性霉素B（主要用于治疗真菌感染）。

（4）抗肿瘤药物　甲氨蝶呤（主要用于治疗眼内肿瘤性疾病）。

15 什么是光动力疗法？

光动力疗法（photodynamic therapy，PDT）是运用特定波长的激光激活光敏剂的一种特殊治疗手段，通过选择性的组织损伤发挥治疗作用。PDT最先应用于肿瘤治疗领域，于20世纪90年代末开始应用于眼底新生血管性疾病治疗。维替泊芬是PDT中使用的细胞毒性光敏剂，维替泊芬经光照活化后会产生高活性、不稳定的单线态氧和活性氧自由基。氧自由基攻击内皮细胞，对新生血管内皮细胞造成损害，最终通过白三烯和环氧合酶途径释放促凝和血管活性因子，引起血管闭塞。

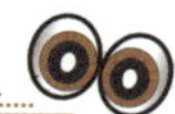

哪些眼病需要光动力疗法？ 16

临床中，PDT 主要应用于脉络膜新生血管性疾病和视网膜毛细血管瘤的治疗。临床研究显示，PDT 能有效稳定或消退脉络膜血管病灶，降低复发风险，与抗 VEGF 药物治疗联合应用，可降低抗 VEGF 药物治疗次数。

什么是散瞳验光？ 17

“散瞳验光”在医学专业上称为“睫状肌麻痹验光”，是在验光前滴入睫状肌麻痹药物使睫状肌麻痹，眼的调节放松，然后进行视网膜检影或电脑验光，以便更客观明确地检测眼睛的屈光性质与程度。由于目前所有睫状肌麻痹药物都可导致瞳孔散大，所以俗称“散瞳验光”。散瞳验光的目的并不在于“散大瞳孔”，而是通过药物使眼内睫状肌充分麻痹，消除睫状肌收缩引起的调节，使验光结果更客观、准确、可靠。

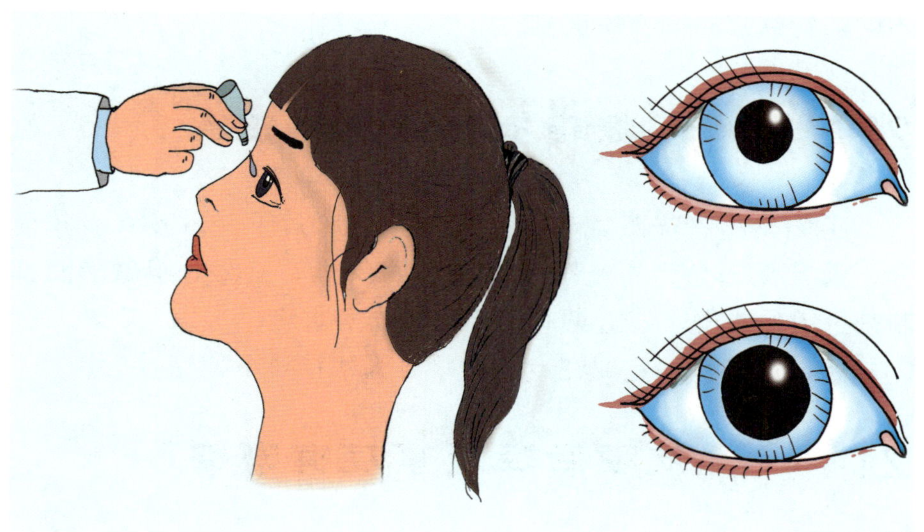

18 散瞳的药物有哪些？

目前临床常用的散瞳药大体分为两大类：快速短效类和长效类。长效类以阿托品为代表。阿托品是生物碱的一种，能够充分麻痹睫状肌，散大瞳孔，作用强、恢复慢、散瞳效果更好。主要针对中高度远视儿童，尤其是伴有调节性内斜视的儿童。速效类散瞳药以复方托比卡胺较常见。它具有散瞳、麻痹睫状肌和收缩局部血管的作用。主要针对近视儿童，以及不伴有斜视弱视的中低度远视者。对于如何选择散瞳药物，医生会根据孩子的年龄、眼位、屈光程度、视力与视觉功能等综合判断，同时也会考虑到学龄期孩子近距离阅读、书写的需要。

19 散瞳有什么危害？

散瞳本身不会对眼睛造成伤害。散瞳后由于瞳孔散大，调节麻痹，孩子会出现畏光、视近不清。这些药物的副作用都是暂时的，当药效过后会恢复正常，不会对眼睛造成影响，只是不同药物恢复时间有所区别。

20 散瞳有什么禁忌证？

①闭角型青光眼或者前房浅的患者（对于儿童及青少年而言，通常无闭角型青光眼及浅前房的风险）。②对胆碱酯酶抑制剂过敏的人群。③近期有近距离工作需求者。

所以散瞳药一定要在专业的眼科医生指导下使用。

21 散瞳后注意事项有哪些？

（1）涂到眼外皮肤上的眼药膏、滴眼液要擦拭干净，点完按压内眦部 3～5 分钟以减少全身吸收。

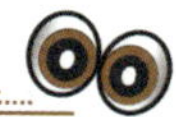

（2）散瞳期间由于视近模糊，对幼小儿童，家长要注意看护，以免碰伤。

（3）散瞳期间尽量减少或避免近距离用眼，如看书、手机及电脑等。

（4）散瞳期间应避免强光刺激，户外活动时建议使用遮阳帽或戴太阳镜。

（5）阿托品散瞳后如出现轻度颜面潮红、口渴现象，一般无须特别处理。极少数可能出现发热、头痛、恶心、幻视、兴奋等症状，考虑为阿托品不良反应，应立即停药或咨询眼科医生。

（6）多数青少年尤其是近视青少年，散瞳后需等待瞳孔和调节恢复正常状态，再次验光确认度数，才能配好眼镜，从而看得清、看得舒适、看得持久。

低浓度阿托品滴眼液可以防治近视吗？ 22

大量的医学研究发现，不同浓度的阿托品滴眼液（0.01%~1.00%）均能起到一定控制近视发展的作用，浓度越高效果越好，但是相应不良反应会越明显，停药后反弹程度也越大。阿托品滴眼液能控制近视发展，但它不能治愈近视。如果单一使用光学手段，近视进展仍然快速，有高度近视风险，或因为一些原因不能使用角膜塑形镜（OK镜）、多焦点接触镜等，则可联合使用阿托品滴眼液。阿托品滴眼液的具体效果会有个体差异，也有部分孩子对阿托品滴眼液无应答，也就是无效果。

长期使用阿托品滴眼液有不良反应吗？ 23

长期使用阿托品滴眼液有一定的不良反应。最直观的是瞳孔散大后出现畏光、视力模糊；长时间使用，影响泪液分泌，导致干眼；有引发青光眼等疾病的风险；导致身体其他部位（心脏、胃肠道）的不良反应。一部分人对阿托品过敏。阿托品滴眼液的不良反应发生率和浓度呈正相关。现有研究对于0.01%阿托品滴眼液的最长观察时间是5年，对0.025%、0.05%阿托品滴眼液的最长观察时间是3年，均无严重不良反应发生。但更长期的使用有无风险还不确定，所以阿托品滴眼液的应用一定要在医生的指导下进行，并且定期复查。

参考文献

[1] 杨培增，范先群. 眼科学［M］. 9版. 北京：人民卫生出版社，2018.

[2] 王志强. 眼科医生的公开课［M］. 北京：中国铁道出版社，2015.

[3] 王瑛，邓丽琴. 眼科病人健康教育指导［M］. 2版. 北京：人民军医出版社，2015.

[4] 陈伟蓉.先天性白内障手术治疗的思考［J］. 中华眼科杂志，2021，57（1）：11-16.

[5] 中华医学会眼科学分会白内障及人工晶状体学组. 中国糖尿病患者白内障围手术期管理策略专家共识（2020年）［J］. 中华眼科杂志，2020，56（5）：337-342.

[6] 卢奕. 解读眼科临床指南（PPP）规范诊治理念［J］. 中国眼耳鼻喉科杂志，2018，18（2）：79-81.

[7] 中华医学会眼科学分会白内障及人工晶状体学组. 中国人工晶状体分类专家共识（2021年）［J］. 中华眼科杂志，2021，57（7）：495-501.

[8] 李朝辉，李景兰，叶子. 解读《2017年APACRS白内障手术临床实践指南》［J］. 中华实验眼科杂志，2019，37（4）：301-303.

[9] 谢雪，梁娇娇，严宏. 后发性白内障评估方法和激光治疗时机的研究进展［J］. 眼科新进展，2022，42（5）：408-412.

[10] 郝义，祁锦艳，王乔等. 儿童急性结膜炎治疗后泪膜变化临床观察［J］. 国际眼科杂志，2018，18（3）：575-577.

[11] 葛坚，王宁利. 眼科学［M］. 3版. 北京：人民卫生出版社，2015.

[12] 刘祖国，王华. 努力提高我国翼状胬肉的手术水平［J］. 中华眼科杂志，2007，43（10）：865-867.

[13] 王睿菁，马欣荣，赵东红等. 眼烧伤的机制及其护理方法

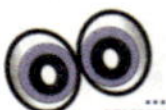

[J]. 中国医药科学，2011，1（21）：25-27.

[14] 杨薇，杨玉琼. 眼烧伤行羊膜覆盖术患者的护理[J]. 当代护士（下旬刊），2016（3）：76-78.

[15] 李莹. 单纯疱疹病毒性角膜炎的临床特点及诊疗思维[J]. 眼科，2012，21（3）：157-161.

[16] 王玲，张小利，崔丹等. 系统护理对病毒性角膜炎患者的护理效果[J]. 临床医药文献电子杂志，2016，（2）：339-340.

[17] 伍志琴，杨燕宁，邢怡桥. 大泡性角膜病变的病因与临床治疗进展[J]. 眼科新进展，2007（8）：625-629.

[18] 沙士珂，王新娟，马路生. 暴露性角膜炎治疗的研究进展[J]. 国际眼科杂志，2018，18（11）：1986-1989.

[19] BELMOKHTAR A，DAOUDI R. The benefit of preventing exposure keratopathy in ICU patient: a case report [J]. Pan Afr Med J，2016，23（1）：59.

[20] 杨颖，曹大蓉. 全麻手术致暴露性角膜炎的临床护理[J]. 中国当代医药，2010，17（4）：114 - 115.

[21] STAPLETON F，ALVES M，BUNYA V Y，etal. TFOS DEWS Ⅱ epidemiology report [J]. Ocul Surf，2017，15（3）：334-365.

[22] 中华医学会眼科学分会角膜病学组. 干眼临床诊疗专家共识（2013年）[J]. 中华眼科杂志，2013，49（1）：73 -75.

[23] 刘祖国. 干眼[M]. 北京：人民卫生出版社，2017.

[24] 谢立信，史伟云. 角膜病学[M]. 北京：人民卫生出版社，2007.

[25] 中华医学会眼科学分会斜视与小儿眼科学组，中国医师协会眼科医师分会斜视与小儿眼科学组. 中国儿童弱视防治专家共识（2021年）[J]. 中华眼科杂志，2021，57（5）：5.

[26] 赵云娥，胡曼. 重视婴幼儿永存胚胎血管的诊断和治疗[J].

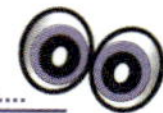

中华眼视光学与视觉科学杂志，2018，20（1）：7-13.

[27] 赵超，张泸宁，郝壮等. 永存原始玻璃体增生症与先天性纤维血管瞳孔膜临床特征的比较[J]. 国际眼科杂志，2023，23（4）：634-639.

[28] 陈祖基，张俊杰. 眼科临床药理学[M]. 3版. 北京：北京化学工业出版社，2021.

[29] 唐仕波，唐细兰. 眼科药物治疗学[M]. 北京：人民卫生出版社，2010.

[30] 韦振宇，梁庆丰. 真菌性角膜炎诊治新进展[J]. 中华眼科杂志，2020，56（8）：631-636.

[31] 亚洲干眼协会中国分会. 中国干眼专家共识：定义和分类（2020年）[J]. 中华眼科杂志，2020，56（6）：418-422.

[32] 任泽钦. 青光眼局部降眼压药专家共识和一线药物的发展[J]. 眼科，2012，21（1）：11-13.

[33] 闫瑾，刘美欣. 抗VEGF药物治疗眼部新生血管性疾病[J]. 中国实用眼科杂志，2014，32（2）：97-100.

[34] 中华医学会眼科学分会斜视与小儿眼科学组. 中国儿童睫状肌麻痹验光及安全用药专家共识（2019年）[J]. 中华眼科杂志，2019，55（1）：7-12.

[35] 中华医学会眼科学分会眼视光学组. 低浓度阿托品滴眼液在儿童青少年近视防控中的应用专家共识（2022）[J]. 中华眼视光学与视觉科学杂志，2022，24（6）：401-409.